法蘭克・阿加伐・彼得 Frank Arjava Petter｜山口忠夫Tadao Yamaguchi｜林忠次郎Chujiro Hayas

靈氣實用手位法

西式靈氣系統創始者林忠次郎的療癒技術

The Hayashi Reiki Manual :

Traditional Japanese Healing Techniques from the Founder of the Western Reiki System

呂忻潔 譯

重要聲明

本書所提供之訊息已根據最佳知識與良心，小心翼翼地進行了研究和傳達。然而，作者和出版者對於書中陳述的應用與做法，所直接發生之任何類型的傷害不負有責任。本書訊息旨在提供感興趣者進修使用。

書中所列出的治療和鍛鍊方法，不能替代醫師或自然療法，只能作為支持療程的額外護理。美國法律只允許經過正規訓練的註冊醫師和治療人員進行醫療行為。（譯註：台灣法律亦然）

獻辭

謹以本書紀念

林忠次郎（Chujiro Hayashi）與林智慧（Chie Hayashi）

致上我們的謝意

山口千代子（Chiyoko Yamaguchi）與其家人全然分享豐富的知識。

翔也・格里格（Shouya P.T. Grigg）爲療癒技法拍攝的絕佳照片。

編輯尼哈爾・道格拉斯（Neehar Douglass）所提供的專業支持。

我們的超級模特兒——伊東奈奈子（Nanako Itoh）的付出。

田村弘（Hiroshi Tamura）先生提供林醫師親筆簽署之原版證書，以及第二十四頁與第七十六頁圖片中的印章戳記。

山田光江（Mitsue Yamada）提供林醫師的背景資料

廣田侑子（Ikuko Hirota）與亞曼達・杰恩（Amanda Jayne）將第一章至第三章由日文翻譯爲英文。

小林雀塔那（Chetna M. Kobayashi）協助翻譯第五章〈療法指針〉。

此外，阿加伐感謝巴緹（Bhakti）的付出。

當然還有風馬團隊（Windpferd Team）的協助，讓此書得以問世。

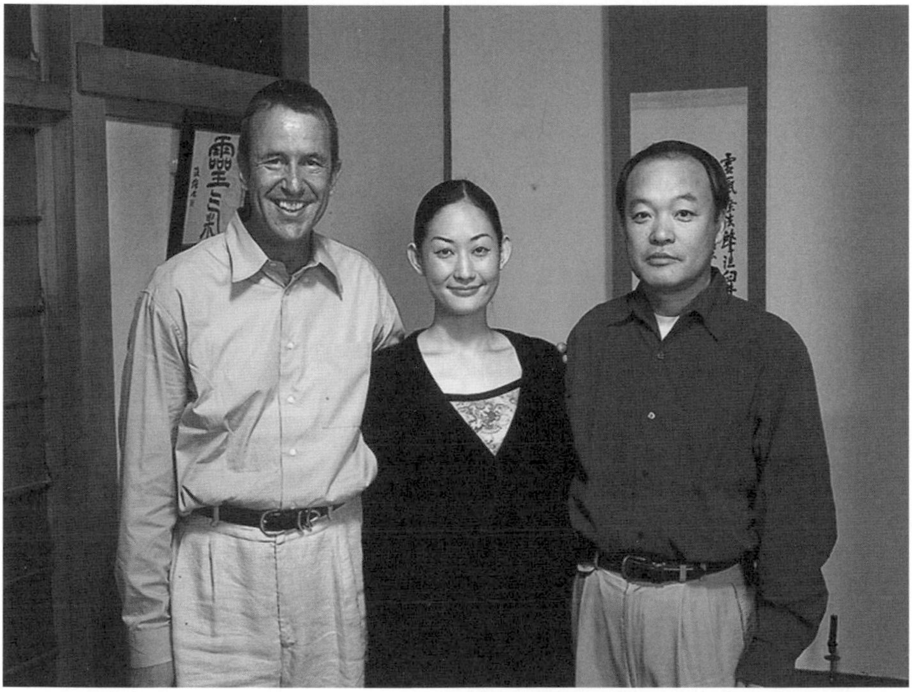

作者法蘭克・阿加伐・彼得（Frank Arjava Petter）、伊東奈奈子、山口忠夫

目次

實務篇 75

5 療法指針（Ryoho Shishin）——療癒計畫 119

【推薦序1】

廉潔純良　德適於此

自二十年前初接觸靈氣自然療法開始，靈氣便如同生命中不可或缺的伴侶一樣，在人生旅途的悲歡離合與高低起伏中與我及學生們相伴了多年的時間。

同受東西方醫學教育體系所濡養，身爲一位傳統東方醫學的繼承人、能量工作者與靈氣導師，在無數的臨床經驗中清楚的顯示了現代醫學的盲點與其力所未逮之處；讓我一直在思考如何能將這天賦神賜的禮物以正確而不迷信的方式推薦給大家接觸、甚至進而能夠學習這項技巧。

在身心靈意識抬頭的今天，肉體、心靈與情緒一體同存的觀念越來越被大眾所重視；靈氣這個一直以來廉潔純良且質樸顯效的治療技巧在這個時代重新彰顯了它的存在價值，在這個世界上也被越來越多的人重視與學習，而其中不乏專業的醫療人士。

靈氣從一開始所追求的「安心立命」之境，直到現在以治療爲學習的主軸，我想這應該是臼井師祖當年也始料未及的吧；這些都要歸功於林忠次郎先生身爲海軍醫官的醫學背景，使得靈氣最後朝向了治療的方向發展，這也是西洋靈氣系統能夠在今日成長茁壯的因緣。

因應當時歷史的軌跡與世界的潮流，規範並且公開醫學制度是開發中國家強國強民的必經之路；所以，被歸類成民間療法的靈氣也受到了日本政府的醫藥法令限制，無法公然宣傳其主要功效與訴求，故而這種非主流醫學的能量治療技巧，勢必走向式微。

也因此，對於學習靈氣的後代人們來說，我們很難找到當時靈氣在日本推廣時相關的文獻與資料，本書除了介紹自林忠次郎先生到近代日本的歷史背景直至今日靈氣自然療法的發展與歷史資料，更珍貴的是「林靈氣療法指針」中的相關手位與疾病的治療手位建議，極具臨床參考價值。

我在這十多年的教學生涯中，特別發現許多人學習靈氣後，其實並沒有實際的累積自己的治療經驗，以至於臨床需要使用時竟不知從何下手；相較於此，作者於書中忠實地記錄且分享了自己在臨床使用靈氣治療的經驗，並建議治療師應該進修如生理解剖學等基礎的醫學知識，這對於許多有志成爲能量治療師的人來說是彌足珍貴的金玉良言。

如果你有心成爲一位靈氣的研習者與治療師，本書將會是你非常珍貴的參考資料。

謹在此推薦給予有心成爲靈氣治療師的朋友。

靈氣導師　王宇謙

王宇謙

◉中國執業中醫師
◉天津中醫藥大學　針灸研究所　博士
◉美國AAH/NGH催眠學會催眠治療師
◉身心靈暨精神評估閱讀技巧講師
◉靈氣自然療法　靈氣導師
◉現代靈氣法　免許皆傳講師
◉宇謙老師出生於台灣省高雄縣，研習神秘學、命理、靈修及靈氣等多種自然療法。
著有：《連結慈悲的能量》一書
◉網站：http://www.reiki.com.tw/
◉粉絲團：https://www.facebook.com/reikimasters/

【推薦序2】

靈氣，是向內覺察的療癒方法

臼井靈氣是近代靈氣的始祖，也是我第一個接觸到的靈氣系統。回想我接觸靈氣療法也已經將近十年了，依個人經驗來說，靈氣在靈性成長與自我療癒方面都是不錯的的工具，在這本書中作者也分享了許多療癒上的神奇效果。但就我的觀察，靈氣的完整療癒不能只關注在肉體層面。中醫把一個人生病的原因分成三種，稱爲「三因論」，分別是：內因的怒喜憂思悲恐驚等七情；外因的風寒暑濕燥火等六淫邪氣；還有不內外因的過度使用（即六慾）、意外跟蟲獸咬傷……等等。因此如果只是使用靈氣療癒肉身病痛，卻不去覺察身體不適的眞正病因，如此不也只是把靈氣當成另一種抑制病痛的特效藥而已嗎？倘若沒有移除造成身體病痛的眞正原因，那「身體疼痛」的這個結果有可能就此完全消失嗎？

許多人常常分開看待靈性成長與身體病痛，但是綜合中醫的三因論來思考，就會發現情緒是造成身體病痛的主要原因。如果也一同思考精微體中靠近肉身的三層能量體概念（依序是靠近肉身的乙太體，然後是情緒體，再來是理性體），便可以發現個人的思考模式或者所謂看事情的角度，將會影響其情緒，進而造成身體的病痛。反過來也是成立的。當一個人的身體長期處於病痛時，就會影響到情緒以及思考模式，例如常聽到的「久病厭世」。由此可見，完整的療癒是需要同時考量到身心靈三者的。但是要達到這三者的完整療癒，個案的自我覺察至爲關鍵。若個案不願意向內覺察自己身心靈上的轉變，只是把照顧自己的責任往外交給所謂的專業人士，那個案本身將永遠無法取得名爲「健康」的那把鑰匙——只存在於每個人的內在。眞正的專業人士是要帶領個案找到那把屬於自己的鑰匙，而不是告訴個案只要接受專業人士的治療就可以得到那把鑰匙。

在這本書中，林忠次郎先生用「混濁泥流」的意象來形容靈氣療癒的作用，這的確跟我親身經歷相近。我們知道要讓混濁不清的水變得乾淨，「等待」是一個方式。只要等待的時間足夠，混濁的水就會因泥沙的沉澱而看起來清澈；而我們每個人也常常是如此對待身體所傳達出來的病痛（不舒服休息個幾天就好了、受了傷擦幾天藥就好了……）。但是那水眞的乾淨了嗎？當外界刺激再次攪拌，原本看來清澈的水將再度變得混濁，所以「光是等待」不是一個眞正完整的療癒方式。眞正完整的療癒方式是拿掉將那些混濁的物質，這需要時間，過程中或許有些物質會再次沉澱，因此需要經過反覆的撈取，而在撈取時必定會讓水變得混濁。不過可以肯定的是只要持續撈取，水終將變得清澈。

那爲何我會說個案的自我覺察是最重要的？因爲眞正的療癒需要個案允許治療師的撈取，而且個案也要清楚這樣一個撈取的動作可能會造成身體再次的不適，他要願意接受這個「不適」，並且去覺察過往的那些不適是如何沉澱下來。如此一來才能做到更重要的事，就是個案不可以再將混濁的物質倒進水中，否則療癒將永遠無止盡，而這並非靈氣所要帶給人們的自癒力。

對於有興趣接觸與了解靈氣的人，這是一本很好的書籍。書裡初步介紹了靈氣的歷史，更教導了訓練感知力的方法，也分享了許多靈氣的手位療法技巧。不過我還是會建議需要找尋一位適合的老師來帶領著。因爲在我的認知中，學習靈氣需要老師的點化（或稱爲靈授），而這是很重要的一個環節。如果點化的老師本身即要面對許多課題的話，容易造成一些不好的影響，在整個學習與練習的過程中也可能會有較多問題。選擇一位好的靈氣老師帶領著你，將會省去許多不必要的危險。

脊健康能量中心院長　鄭聰俊

鄭聰俊

◎長庚大學醫學院畢業
◎中華民國脊椎矯正學會常務理事
◎中華民國脊椎保健協會理事
◎肯夢學院SPA芳療講師
◎通過國家中醫師檢定考
◎通過國家物理治療師檢覈考
◎臼井靈氣大師級次治療師
◎部落格： http://8denergy.blogspot.tw
◎FB:https://www.facebook.com/8denergy

【譯者序】
回歸療癒基本面

「靈氣」（Reiki）爲日本語詞，Rei爲靈、宇宙；Ki則爲氣、能量之意。「靈氣」意謂「宇宙能量」，存於萬物中，滋養、連結著所有生命體，包括人類、動物及植物。在人類歷史中，很早就有使用雙手連結能量進行療癒的記載。

二十世紀初，臼井甕男重新體悟了靈氣（編註：靈氣在日本早期是「掌氣療法」的一種，爾後才由臼井甕男重新發現加以研究及推廣），並加以研究、實踐。傳承自他的靈氣療法稱爲「心身改善臼井靈氣療法」，簡稱「臼井靈氣」，也是至今最廣爲人知且獲認可的靈氣系統。一九二三年日本發生關東大地震，臼井大師與弟子們以靈氣救死扶傷，靈氣療法因而聲名遠播。

林忠次郎爲臼井大師於一九二六年所指定的二十位「靈授者」之一，本書內容即是基於林大師給出的教法。目前在歐美廣爲流傳的靈氣療法，主要是由居於夏威夷、林大師弟子之一的高田・哈瓦優（Hawayo Takata）女士所推廣的「西洋靈氣」；相對於「西洋靈氣」，流傳於日本本土並保持較多原貌的靈氣稱爲「傳統靈氣」，同樣傳承自林忠次郎的山口千代子女士這一脈絡，則稱爲「直傳靈氣」（Jikiden Reiki）。

時至今日，靈氣被西方的醫療院所定義爲單純的輔助療法。如美國便明定其爲國家輔助替代醫學中心（NCCAM）的輔助療法，並陸續出現將靈氣運用於臨床的報導，也有醫院註冊成爲靈氣醫療院，包括杜克綜合醫院、耶魯大學附設紐哈芬醫院，以及曾獲全美排名第六的優良醫療院所紐約長老會醫院等等。靈氣課程還被納爲醫護人員持續進修課程之一。易學、易用的靈氣不只在美國獲得認可，在歐洲，包含英國等，靈氣治療也已列入保險給付的自然醫療項目。

身爲主流醫學的哈佛醫學院附設機構達納—法伯研究所（Dana-Farber

Institute），也表達了對靈氣的認可，指出病患需要的是「全人治療」，而靈氣爲治療「整個病人」的干預措施之一，目的是支援並促進身體的自癒能力，協助復原心靈、身體和精神疾病。

在台灣，雖然主流醫界對靈氣的接受度還不高，但不少民眾對於採用所謂的「輔助及另類療法」（Complementary and Alternative Medicine, CAM），諸如民俗療法、宗教靈療、身心介入療法、生物療法、能量療法……等，接受度頗高。想爲他人施作靈氣的朋友們請特別注意相關醫療法規（補充說明於後），謹愼行之。

蕭伯納曾言：健全的肉體是健全的心靈的產物。現今靈氣派系繁多，各有獨到之處。然回歸療癒基本面，皆不離身心平衡、性靈和諧與踏實生活，存於天地之間，與日月合其明，與四時合其序。

本書提供了相當詳實的靈氣手位法與療癒對策，可以啓發與增進自我照護能力，意不在取代正規醫療。期望讀者除了善用，也能領會其精神內涵，尊之傳承、持之修養心性。

本書譯文得以完成，感謝橡樹林出版社總編張嘉芳與責任編輯，感謝親愛的家人以及朋友們。感謝敬愛的靈性導師聖給瑞達瑞．斯瓦米（H.H. Giridhari Swami）、聖帕布帕德（A.C.Bhaktivedanta Swami Prabhupada），您以智慧眞理穩定了我的心與方向，所有榮耀歸於您，Hare Krishna。

呂忻潔（Rasarani Priya d.d.）

二〇一七年七月

需注意的相關法規如下：

1.醫師法第28條第1項前段規定，「未取得合法醫師資格，擅自執行醫療業務者，處六個月以上五年以下有期徒刑，得併科新臺幣三十萬元以上一百五十萬元以下罰金，其所使用之藥械沒收之。」所謂「醫療業務」之行爲指的是以治療、矯正或預防人體疾病、傷害、殘缺爲目的，所爲的診察、診斷及治療；或基於診察、診斷結果，以治療爲目的，

所爲的處方、用藥、施術或處置等行爲的一部或全部均屬之。（衛署醫字第107880號函之解釋）

2. 衛福部公告不列入醫療管理之行為及其相關事項包括：「一、不列入醫療管理之行爲如左：（一）未涉及接骨或交付內（服）藥品，而以傳統之推拿方法，或使用民間習用之外敷膏藥、外敷生草藥與藥洗，對運動跌打損傷所爲之處置行爲。（二）未使用儀器，未交付或使用藥品，或未有侵入性，而以傳統習用方式，對人體疾病所爲之處置行爲。如藉按摩、指壓、刮痧、腳底按摩、收驚、神符、香灰、拔罐、氣功與內功之功術等方式，對人體疾病所爲之處置行爲。二、前項不列入醫療管理之行爲，除標示其項目外，依醫療法第59條（現爲第84條）規定，不得爲醫療廣告。」（衛署醫字第82075656號公告）

3. 醫療法第84條規定，「非醫療機構，不得爲醫療廣告；同法第87條第1項則規定，廣告內容暗示或影射醫療業務者，視爲醫療廣告。」

我國法院在違反醫師法的相關刑事判決中，均引用上述之公告或解釋函判斷未取得合法醫師資格者，其行為是否屬於執行醫療業務而構成犯罪。即使某些另類療法之行為，因為未涉及接骨、未使用儀器、未交付或使用藥品或不具侵入性，而不適用醫師法處以刑罰，但實務上仍有相當多案例因宣稱某種行為或方法，能改善疾病症狀、增進生理機能或影響身體結構等，即使並無營利行為，仍遭各縣市政府衛生局依據醫療法之規定處以罰鍰。

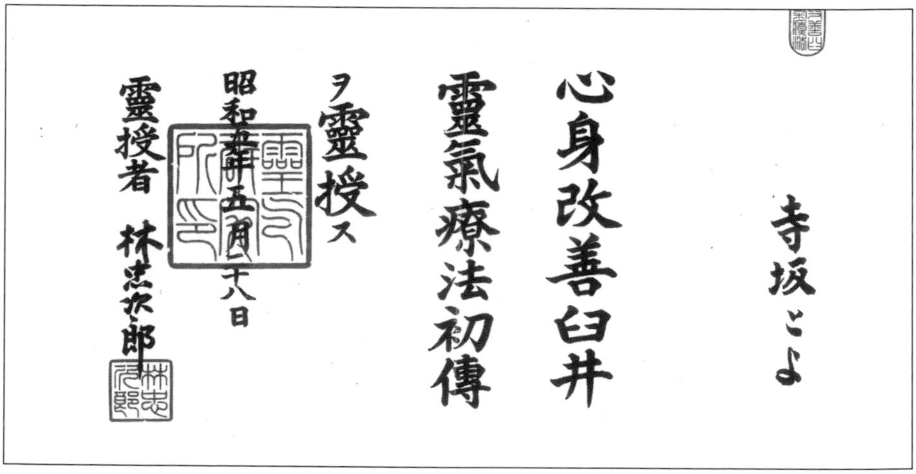
寺坂とよ
心身改善臼井
靈氣療法初傳
ヲ靈授ス
昭和十三年五月二十八日
靈授者　林忠次郎

林忠次郎博士親筆簽署之原版靈氣證書

預言

在靈氣的奠基人臼井甕男（Mikao Usui）的墓碑上有一則預言——靈氣的實踐將傳遍世界各地，療癒著人們以及地球。

這則墓誌銘是由「臼井靈氣療法學會」（Usui Reiki Ryoho Gakkai）——臼井博士的靈氣組織——第二任主席牛田重三郎（Juzaburo Ushida），於一九二七年為摯愛的導師所寫下的。他對於靈氣即將在地球母親和她所有孩子們身上產生爆炸性的影響力毫不知情。

現今，實踐靈氣的人們遍布於世界各地，不分宗教信仰、種族或社會地位，這全歸功於林忠次郎博士的貢獻。

林博士在一九三十年代中期脫離「臼井靈氣療法學會」之後，與位於夏威夷的高田．哈瓦優合作，並在她的協助之下將靈氣傳入美國。這是偉大的一步。其餘的就是歷史故事了……。靈氣從夏威夷流傳到美國，再從美國流傳到歐洲、澳洲、亞洲以及非洲。

一九九九年的冬天，我向一位老婦人學習靈氣，她是林忠次郎的嫡傳弟子。這位老婦人據說在我最喜歡的日本城市京都教授。我聽說她的名字是山口夫人。這七年來，我一直在找尋能夠跟習得日本傳統形式靈氣的人學習的可能性。

在我打電話給山口之前，我並沒有抱什麼希望。一旦他們發現我是外國人，還願意理會我嗎？但我仍下定決心一探究竟。

在電話中，山口忠夫非常坦率、友善和禮貌。他根本不介意我是個外國人，或者我已經教了七年靈氣。事實上，對於我想要跟著他及他的母親一起訓練，他感到十分高興。

幾個月後，在二〇〇〇年的夏季，我和山口千代子以及她的兒子忠夫一起在京都渡過了五天的時間。我學習了靈氣一級（Reiki One）和靈氣二級（Reiki

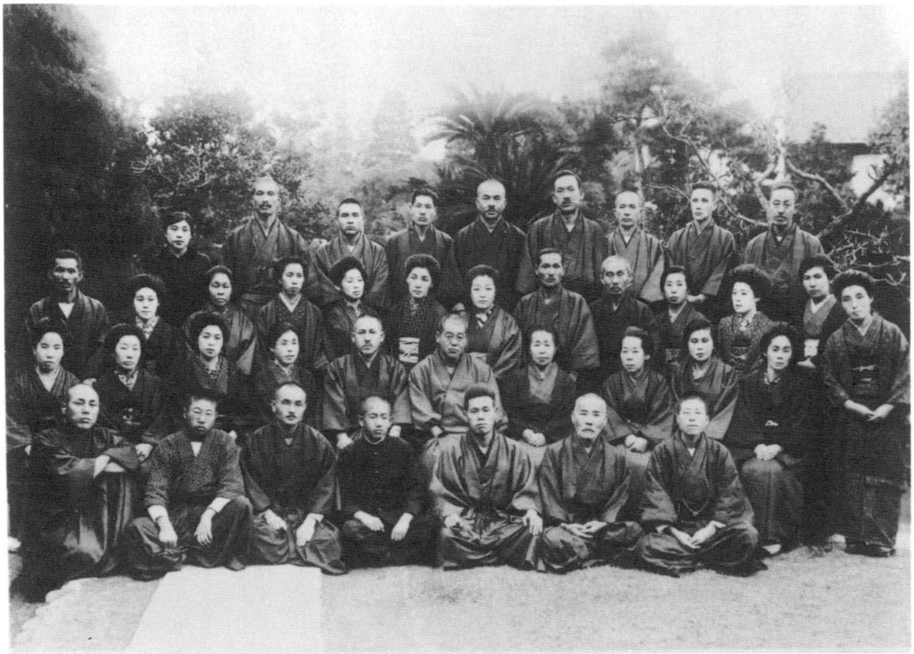

臼井甕男博士（第二排從右邊數來第六位），與林忠次郎博士（最高一排從右邊數來第四位）。

Two），正如林博士在六十年前教的那樣。能夠浸淫在一如林博士所教授的原版靈氣中，是多麼令人興奮的景況呀！

我想知道點化、符號、手位……等，然而最期待的是見識並感知一個人如何終其一生實踐著靈氣。這是因爲我對許多西方靈氣老師們的生活方式，以及並未活出自己所教導的感到失望。

會見林博士的一位學生

與山口夫人和她的家人會面，對我來說就像是預告著一段靈氣新時代的到來。當我在京都的山口家中接受完第一次點化要離開之時，我告訴山口夫人我感到無限的喜悅，我終於見到了一位尊貴的靈氣大師。在西方世界，我們仍然處於靈氣發展的青春期，所謂的「傳統」頂多就是二十五年。在山口夫人的面前，我感到靈氣精神傳遞得極爲清晰。我在這位謙遜女士的每一個笑容中、每一句安定人心的話語裡、在她給的每一個療癒小提示、在她的一言一行之間，以及她生命裡所活出的每一個時刻中發現靈氣。

一年後，我再度拜訪了山口。在我培訓的這一次第，友誼與互信在我們心中成長茁壯。山口忠夫和我甚至決定合寫一本書。

在二〇〇二年的夏天，我的夢想成眞了，我在山口的教授之下進行靈氣師傅級訓練，完成了我生命中一個完整的週期。我離開了日本，現在生活於德國，返回我的根源。

那些熟知我其他靈氣書籍的人，知道我聚焦於臼井博士及其教法，有些忽略了林博士。這並非故意，而是因爲缺乏知識。我很高興山口忠夫在靈氣的拼圖中照亮這塊缺失的部分。

在本書中，我們以一種嶄新的翻譯、照片和圖示說明來呈現林靈氣「療法指針」（靈氣治療計劃），以便使用。

我們描述了最重要的技法，少了這部分，便無法理解靈氣。你還會看到許多從未刊出過的照片和資料，以及山口一家在靈氣之光中的故事。

親愛的讀者，我們希望本書中的訊息和字裡行間流露的愛能啓發您，並將曾給予我們的也帶給您。願您的雙手以及它們所觸碰到的人，受益於您即將踏上的旅程。

歷史篇

1 林忠次郎的生平[①]

林氏的生平一方面追隨著一條極具個體性的路徑，另一方面他又與當時的社會組織有著良好的聯繫。以下概略說明林氏的生命軌跡——

林忠次郎先生於一八八〇年九月十五日出生於東京，一九〇二年從日本海軍學院第三十期畢業，於同年二月四日的日俄戰爭期間服役於港口巡邏部，直到一九〇六年九月五日戰爭結束締結和平條約。

一九一八年，他被任命爲大湊港（Ominato Port）防禦站的指揮官，寬一竹富（Kanichi Taketomi）當時是參謀長（後來成爲「臼井靈氣療法學會」的第三任主席）[②]。

大湊港是位於日本北部青森縣下北半島（Shimokita Peninsula）恐山（Mt. Osore）山腳下的一個港口。在當時，國防港口的重要性僅次於海軍基地港口。

林博士婚後膝下有兩子。他的妻子智慧出生於一八八七年，從靜岡女子高中畢業後，兩人結縭。第一個孩子忠敬（Tadayoshi），出生於一九〇三年，就讀於慶應大學的經濟學系；第二個孩子清恵（Kiyoe）相隔七年後出生，就讀於和母親相同的學校。

編按：註號〇為原註；●為譯註。

①資料出自一九四〇年出版的《普通傳記詞典》（*Taishu-Jinjiroku*）。

②「臼井靈氣療法學會」的第二任主席（任期一九二六年至一九三五年）牛田重三郎（Juzaburo Ushida）為日本海軍上校。在寬一竹富（第三任主席，任期始於一九三五年）之後、第五任主席和波峰一（Hoichi Wanami，任期至一九七五年）亦為海軍潛艇指揮官——這些資料出自日本海軍官方人員名單。

在一九三五年，林博士一家住在東京的新大野町二十八（現在被稱爲東京新宿區新野町二十七）。山口千代子也是在當年第一次見到林博士。他在這裡經營了一間頗具規模的靈氣診所。診所有十張工作桌，每位患者會接受兩名靈氣工作者的治療。

林博士積極地在日本各地推廣靈氣，創立了林靈氣研究會（Hayashi Reiki Kenkyu-kai），並爲許多人舉辦了靈氣研究會。

一九四〇年五月十一日，林忠次郎在他位於富士山附近的熱海溫泉別墅結束了一生。

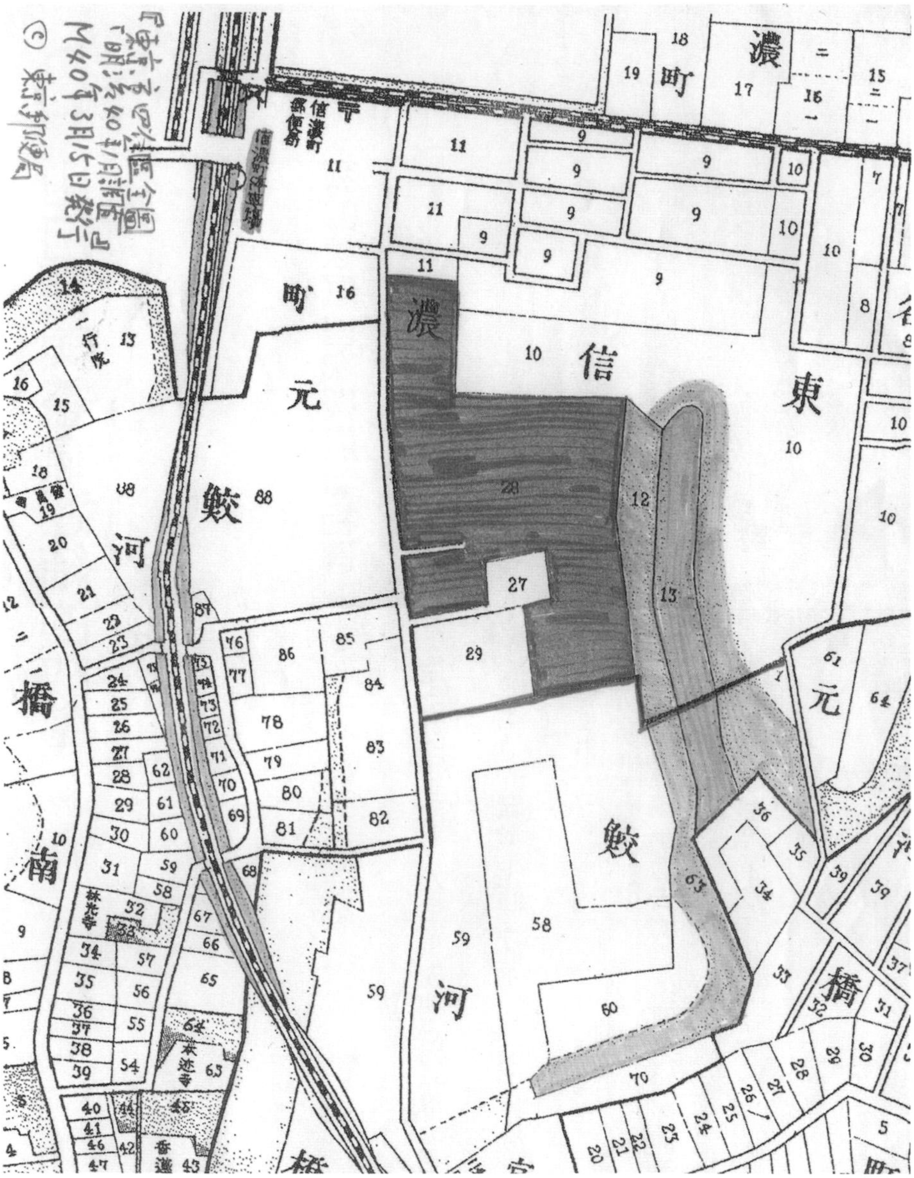

東京的舊地圖上亦顯示著林忠次郎的診所（位於中間）

2 山口家與靈氣連結的故事

我的家庭首次與靈氣相遇

我母親的伯父菅野和三郎（Wasaburo Sugano）先生首先把靈氣帶進了我家。他從日本北部的石川縣搬到大阪，開始他的職業生涯。他是一個工作勤奮的人，在那從基層做起而後成爲公司的執行董事。

菅野老師①對靈氣的興趣，最初是受他兩個孩子逝去的哀傷所激發。他第一個孩子在出生不久之後便離世，第二個孩子則在十五歲時死於肺結核，這在當時被認爲是不治之症。

成功所帶來的金錢力量和地位，都無法爲他挽救這兩個孩子。常規的醫療完全幫不上忙。他全然無助。在一次偶然的機會下，他得悉了「靈氣治療」（Reiki Ryoho），而這些辛酸、苦痛的經歷觸發了他對靈氣最初的興趣，並引領他參加了第一場靈氣研究會。

於是一九二八年時，菅野和三郎就在大阪的堺市向林忠次郎博士學習了靈氣治療。

隨著菅野老師精通於實行靈氣（他從初傳（Shoden）進展到奧傳（Okuden）②），他積極地在大阪的親戚和同事之間推廣治療。有許多人從他的家鄉石川縣大聖寺（Daishoji）受邀到大阪來。

---

①原文中為Sugano Sensei，Sensei是日語中對老師的尊稱。

②傳統的日本靈氣系統分為以下幾級：初傳（Shoden），為最低的第六級，分為四個部分，等同西式靈氣系統的第一級。下一級次是奧傳（Okuden），分為兩部分：奧傳前期（Okuden Zenki）和奧傳後期（Okuden Koki），等同西式靈氣的第二級。下一級次為神秘傳（Shinpiden），它又分為兩部分：師範格（助理教師，Shihan-Kaku）和師範（教師，Shihan），只有少數人達到。

當時資格制度的確切性質還不清楚，但眾所周知的是每個月都會舉辦直到第三級的學習研究會。當時有一位參與者從石川縣到大阪來參加爲期五天的初傳研究會，她是我母親的姐姐山口勝江（Katsue Yamaguchi）。她充滿情感地回想，這些講習會每天約三個小時，接著是實作時間，在那可以進行實際治療並應用所學。然而，珍貴的回憶不僅來自她的靈氣體驗，也因爲在這些同伴中有幾位知名的歌舞伎演員（Kabuki）③。

大聖寺首場靈氣研習會

那些在大阪已熟練靈氣治療的實行者，積極地在石川縣大聖寺進行靈氣治療，治癒了越來越多人，也因此有越來越多的人想要爲自己而學習。然而在當時，前往大阪對他們來說並不容易。很少人能夠花上連續五天的時間，更不用說負擔五十日元的學費（等同現今的六十萬日元或五千五百美元！），一個剛畢業的老師月薪爲三十日元，所以這筆學費非常昂貴。

這些人聽說林博士經常從東京到大阪以及日本其他地方，便邀請他到石川縣舉辦研習會。

菅野和三郎老師已成爲推廣靈氣的一大功臣，當他向林博士這麼提議時，林博士便欣然同意了。如果有超過十個人參加，他就會來。

研習會於一九三五年開始舉辦，林博士每年定期二次在春秋之時前往石川縣（之後稱爲大聖寺分會）。

林博士於日本各地舉辦了密集的研習會。在一九三五年，有一些學生獲得了師範格（助理教師），並能在林博士不克前來時舉辦靈授點化。林博士允許學生在東京以外的日本其他地方組織分會，雖然這些分會確實存在，但沒有一個如在

③歌舞伎（Kabuki）是日本傳統戲劇，任何一位在她那個年代的日本人都認得這些演員。

大阪和大聖寺那樣堅實。

當我的母親山口千代子在一九三八年開始學習靈氣時，大聖寺分會已經成立。她最初是由林博士親自進行點化，並參加了一場爲期五天的研習會，她在那裡和已獲得師範資格的學生們來往。

奧傳——二級靈氣

第一次的研習會和點化會於一九三五年在大聖寺舉辦。勝江，山口千代子的姊姊參與了這些課程，並達到奧傳級次。林忠次郎博士每月在東京和大阪舉辦靈氣研習會，那裡的學生經過第六、第五、第四和第三等級而完成初傳的學習。在許多次練習之後，學生培養出對病腺（Byosen）——有問題的可疑部位——的感知能力後，方能進階學習奧傳。這時間通常至少需要三個月，有些人則需要六個月到一年，要從靈氣創始人臼井甕男博士那取得奧傳級別，則是更加艱鉅。

後期研習會通常分爲兩個獨立階段（奧傳前期和奧傳後期），不過會爲長途旅行者提供了一連五天的課程。

山口千代子的靈氣之路

千代子幼年時期就想學習靈氣，這對她來說似乎是再自然也不過的事。她成長茁壯、思想健康，主要歸功於靈氣在其家庭中的應用。凡是頭痛、胃痛、感冒和發燒等，由家人施予靈氣是常見治療方法，而且始終有效。她從來不需要看醫生或接受任何醫療。她經常讓伯父、姑姑和姊姊施予靈氣。

接收到的靈氣越多，身體便越具有接受性。所以當她自己學習時，這樣的經驗已經奠定了良好的基礎。千代子觀察到她的姐姐幫助鄰居許多，透過靈氣從各種疾病中恢復健康。當她看到人們感謝姐姐時，千代子變得更加確信靈氣的偉大。她迫切地想盡快學習靈氣。

她的伯父菅野老師讓她等到高中畢業，她不耐煩地倒數著這些日子。終於，偉大的時刻到來了。

千代子首次靈氣點化

在姐姐勝江的陪同之下，她穿著伯父爲此準備的全新和服離開了家。她非常興奮，同時也很緊張。她們前往大聖寺靈氣分會一位成員的家裡，發現其他比千代子年長得多的人們已經在那裡了。整個氛圍十分正式，但她的姐姐感到相當自在，因她已經是這個分會的正式成員；千代子卻完全手足無措。她雀躍的心情頓時消失無蹤。

主辦人向參加者致意，解釋接受靈授（點化）恰當的態度。我的母親是這樣獲得指示接受點化的：

首先，關暗房間的燈，他們被告知閉上眼睛，以正坐（Seiza）姿勢（正統

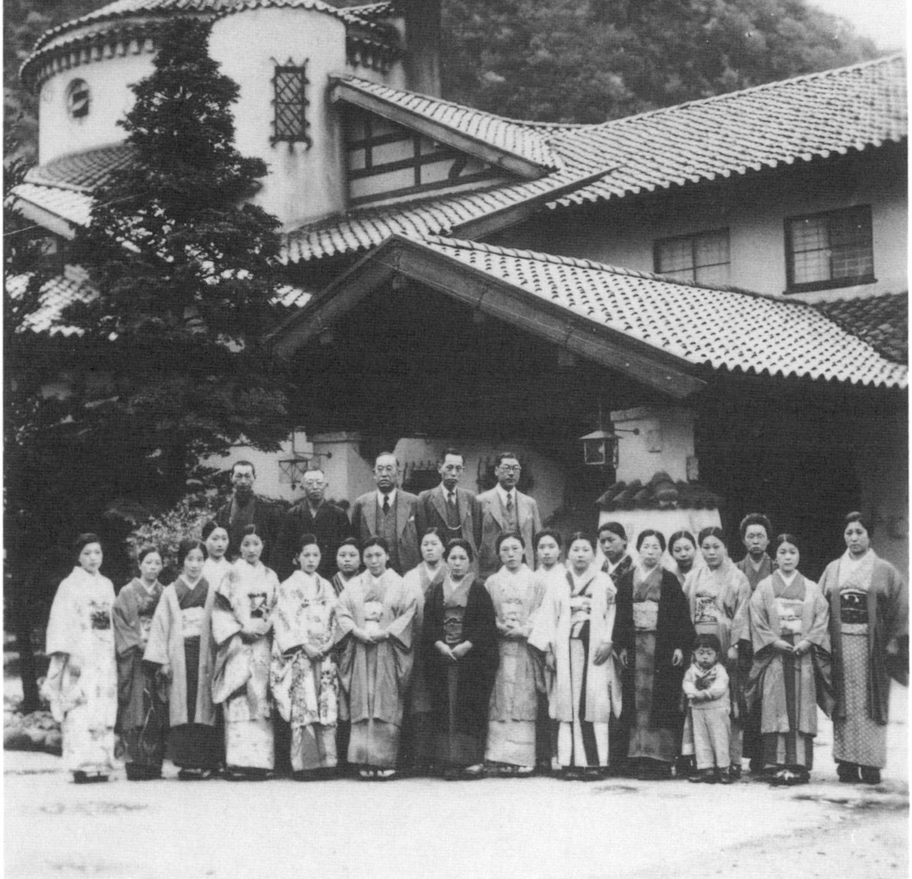

林忠次郎博士（站在中間）和學生們在一間療養院前面。你也可以看到山口千代子（從右邊數來第二排第五位）。

日式跪坐在膝蓋上的方式）坐挺，並注意不要壓迫到下丹田（肚臍下方三公分處）。

然後，合掌（Gassho，祈禱的姿勢）同時接受靈授。這是點化者在參加者後方將手放置其頭上來進行的。那些給予點化的人們碰觸了參加者，暗示他們當點化開始時將手擺放爲合掌姿勢。

接著，點化者從前面給予另一個點化，點化者將雙手包圍著每個人合掌的手。千代子靜靜地等待，直到所有的參加者都得到了點化。他們沒有起身或交談。千代子眞的很緊張，當她發現她的叔母也是主辦者之一時，才稍感放心。她不記得到底有多少位參加者，但記得有三行五或六個蒲團墊（供坐在地板上的日式坐墊，Zabutons），參加者謹愼地依序坐在坐墊上。

簡介結束後，林博士穿著日本正式的短外罩和服（Haori和Hakama）進入會場。千代子因其外貌莊嚴且氣宇軒昂而感到敬畏。就像是有光圍繞著的一個高大人物，也因此千代子相信這是她第一次看見眞正的光環。

林博士引領念誦《五戒之書》（寫在捲軸上的五條靈氣守則，懸掛在進行點化的房間裡）。林博士起音念出誓約的第一行「就在今日」，然後參加者們隨後一起複誦這一行和其他行三次：

就在今日
勿動怒
勿擔憂
心懷感謝
精進課業
待人親切

燈是關著的，防雨門板也是關著的。房間內伸手不見五指，以至於她無法閱讀捲軸上的文字。

然後靈授終於開始了。由林博士本人執行，接著是其他持有師範資格的人。當時大概有三名師範在場，但她無法確定確切的人數。這是在一間伸手不見五指的暗室中進行的。每個人接受靈授的時間持續約五分鐘，林博士在點化全程中吟誦一首明治天皇[4]寫下的詩。

在靈授之後，所有的參加者聚集在一起形成一個「靈氣迴流」（坐著圍成一個圓圈，每個人將手放於坐在前面的人身上，以感覺靈氣的循環）。有時林博士本人會加入圓圈，有時坐在中心指導參與者。

---

④Lubeck/Fetter/Rand:《靈氣的精神》（*The Spirit of Reiki*），Lotus Press, Twin Lakes, WI, 2001, 頁數 284ff.

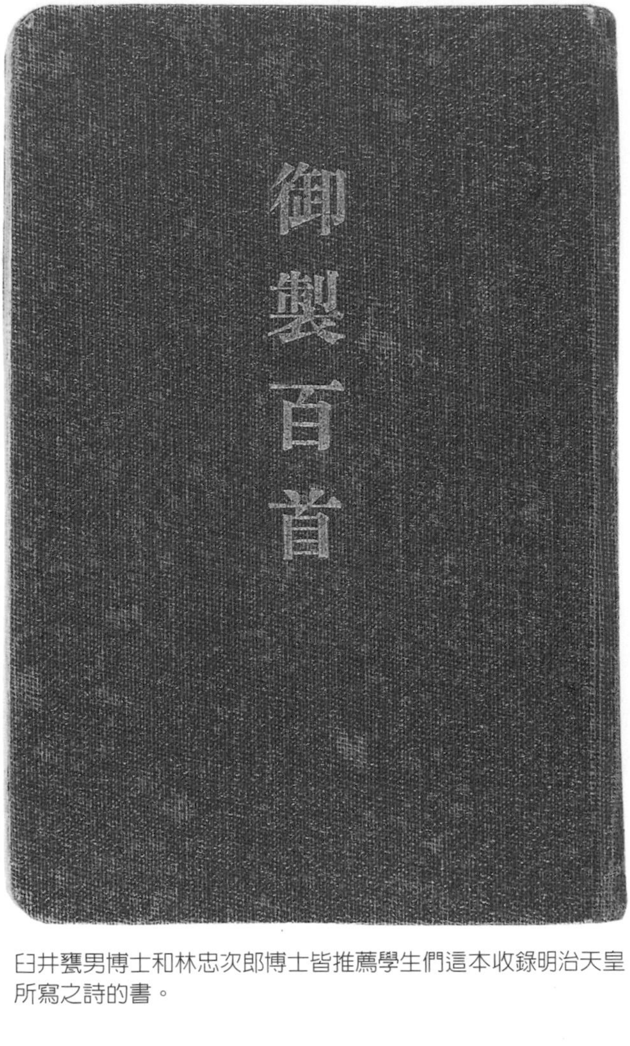

臼井甕男博士和林忠次郎博士皆推薦學生們這本收錄明治天皇所寫之詩的書。

林博士接著解釋靈氣背後的理論，利用黑板來闡明他的觀點。他的授課內容廣泛多元，但對當時這樣一位年輕的女孩來說，還算容易理解。

靈氣講座

這些演說論及了每個人的責任，身爲人類，對宇宙中的萬事萬物都有責任。最初在這個星球上，一位「神聖的存在」爲盡責的人類創造了一個「完美」的世界。隨著文明的發展，我們生活越來越舒適，許多人不再擔心食物、衣服或住所。

不過，顯然我們現在有著更多相對於以往無法解決的麻煩。因此，心理問題變得更嚴重，疾病則變得更複雜。儘管醫學科學有所進展，仍有許多讓常規醫學束手無策的末期疾病。與此同時，這些問題也正影響著其他生物。

人類擁有與生俱來的淨化程序或療癒力量，能夠治癒自身的疾病，且這些疾病本身不是有害的。譬如感冒時，我們會發燒，發燒的熱可以殺死細菌，然後通過身體的代謝系統排除毒素，這是一種「自然的淨化過程」。

然而，在某個時間點起，人們開始相信只有醫生才能治癒疾病。現今我們甚至錯誤地認爲自己已經從某一種疾病中完全康復，實際上痛苦只不過是得到些許緩解罷了。更重要的是運用身體的自癒力來除去問題根本。然而，在現代世界裡，多數人尚不能有效發揮其自癒能力。

靈氣療癒師接收宇宙能量（來自太陽及整個宇宙）。能量擴大並通過放置的雙手傳遞給病患。簡而言之，靈氣喚醒我們皆有的、沉睡、未開發的自然療癒力量。

混濁泥流……

林博士在解釋自然淨化過程時，經常使用「混濁泥流」的意象。

當你看著水的表面是乾淨、清澈的；然而，開始攪拌時，淤泥便會從底部被帶到水面來，變得混濁不清。如果清除漂浮在水面的污泥，即便有些污泥會沉回到底部，水流看起來仍清澈。重複這個過程至足夠的時間，混濁的泥水終將會再生為一條清澈的溪流。

經由相同的過程，靈氣攪動從人體系統中清除毒素。接受靈氣治療後，最初狀況可能看來變得更糟，但這不該被視為一個問題，這只是自然淨化過程的一部分。

最薄的紙……

林博士也用了另一個比喻。靈氣的效果就像慢慢剝離最薄的紙張❶，重要的是持續直到完全康復。對於急症問題，很容易看到靈氣的即時效果；然而，需要更多時間的慢性病還是可以治癒的。一旦你感知到病腺（問題區域），就會同意靈氣的效果如同和緩、輕柔地剝離最細緻的紙張一般，直到重獲健康。

病腺——感知問題區域

在首場研習會的下午，主題切換爲如何給予靈氣治療的實務培訓。使用了一個四十公分高、稱爲「靈氣桌」的藤製床，這個高度恰好適合那些坐在地板上給予靈氣治療的人。

那裡有幾張桌子，但是必要的時候會使用布團❷（或蒲團，日式床墊）來容納額外的人。實務訓練部分非常熱烈。參加者能夠自己接受治療，並有機會對健康欠佳的人練習他們新學到的靈氣。

❶日語慣用，比喻為緩慢但穩固且確實之意。

❷Futon，「布團」或譯「蒲團」。「布團」是從「蒲團」演變出來的。「蒲團」一詞從中文傳入日文後，其意從「坐墊」引申為「被褥」，寫法則改為「布團」。

林博士還給予了怎麼識別病腺的實際指導。千代子很容易就能夠感知到病腺。她興奮不已地想要瞭解這知見的眞實感受，因爲她早就頻繁的聽到這個詞。她還清楚地記得其他參加者如何認眞嘗試著辨識病腺。

說明如下：在患者身上練習靈氣時，你的手可能在某些身體區域察覺到不尋常的感受。這些區域稱爲病腺（ByoSen，「Byo」意味著生病、僵硬或腫瘤，「Sen」意味著腺）。

病腺有其頂峰與低谷，並可分爲五個層次：

1. 溫熱感	較體溫高出一些的熱感。
2. 熱溫熱感	更熱的溫熱感。
3. 刺麻感	手中或手指的刺痛感越來越強烈，直至從頂峰逐漸衰退下來。在一次三十至五十分鐘的治療裡將達到頂峰約三次。就好像你反覆地攀登一座山，每次都將變得更容易些。這時候患者應該會開始覺得好多了。

4. 脈衝感	你從手中感覺到振動（Hibiki）或一種脈衝感，表示你實際上可以感覺到靈氣刺激著血管，導致它們擴張和收縮。此時，活化了血液循環，血液開始更順暢地流動。
5. 疼痛感	讓靈氣施作者瞭解病腺的嚴重性。你的手越是疼痛，問題越是嚴重。疼痛會從你的手掌移動到手背、手腕，並逐漸圍繞手肘部位。有時停在那裡，有時可能往上轉移到肩膀。待疼痛緩解後，刺痛感也會降低。

經歷這種疼痛時，有些人可能擔心會從患者那接收到負能量，但這是不可能的，所以不需要擔心。只要將你的手從病患身上移開，便能輕易地緩解這種疼痛，雖然偶爾還會持續一段時間。

林博士鼓勵每個人練習，幫助雙手對病腺更敏銳。他在研習會上透過實踐練習來教授。感知病腺是靈氣施作者的關鍵要素。經由練習，在給予靈氣治療時更容易感知到病腺。

研習會的第二天內容有靈授、靈氣迴流（靈氣循環，Reiki Mawashi）、如何提高手感敏銳度的實務課程，再加上一個實際的靈氣療程。隨後是使用解剖圖解說每個器官的功能，以及根據個人症狀應用的靈氣講座。

這五天很快就過去了，千代子的夢想已經實現。之後她每個月都會參加研習會，包括林博士在每年春、秋兩季而來的特別研習會。她幾乎每天都在家裡練習。

千代子第一次研習會後的靈氣實練

比起理論，臼井博士和林博士都更爲重視實踐。千代子很感激這一點，因爲這使她更容易理解。研習會上學到的東西對她來說已是相當熟稔，因爲當她的伯父、叔母和姐姐給予病患靈氣治療時，她最常聽到的就是這些。在研習會之後，她經常重讀筆記，並與家人一起複習所學。她清楚地記得研習會的全部內容，這些資料完全適用於現今我們所舉辦研習會的參加者。

千代子在家裡爲周遭需要的人展開實務治療。她的姐姐勝江，已在靈氣領域有良好的聲譽，許多人慕名而來。有些人甚至開車來接她去病患的家。

她們的母親很高興看到女兒們樂於助人的善心和熱情，所以眞心感謝菅野老師將靈氣帶進家族中。她盡其所能地讓女兒們能輕鬆地進行靈氣治療，爲她們的病人服務茶水，並且在屋裡創造一個舒緩的氛圍。在那些日子裡，靈氣治療純粹是一項社會服務，而非一門生意。

靈氣的顯著效果

這是關於千代子的一則神奇故事。

她的鄰居中有一名三歲的男孩，當他獨自在家時因爲玩火而不小心燒傷了自己的手，整隻手傷得十分嚴重。意外發生後不過幾天，他被帶到千代子這裡來。

燒傷開始惡化，他的手變成鮮黃色。千代子仍然記得那可怕的氣味。這男孩的母親告訴她們，他因爲痛苦而夜不成眠。當她第一次看見這傷勢是如此地嚴重，千代子並不知道自己是否能幫得上忙。

她偕同姐姐和叔母一起，給予了這個男孩一次靈氣治療，她們訝異他在二、三十分鐘內就睡著了。這鼓舞千代子繼續下去。她們每天都給予他靈氣治療，到第三天，他手上的滲液緩和了。五天後，燒傷明顯獲得改善。數日之後，燒傷的皮膚表層像蛇蛻皮般地剝落了。底下的嫩皮和指甲開始再生。他的手指功能開始恢復正常活動，只花了很短的時間就見到了這麼大幅度的復原。男孩的父母很高興，千代子和其他一同使用靈氣協助的人們全都印象深刻。

她的鄰居中有另一案例，其中一名燒傷較輕微的男孩接受了醫生的常規醫療。結果他的幾根手指黏在手掌上，最後以手術來截斷手指。這樣的經驗使千代子更加確定靈氣治療具有極大的益處，並且她也喜歡越來越多的實務練習。這些日子歷歷在目，她總是生動地描述著。

二次世界大戰期間的靈氣

截至一九三八年在大聖寺與大阪已約莫有四百五十位靈氣施作者。他們其中有些人，包括千代子的伯父、叔母和姐姐，持有師範格和師範資格。距離她的伯父菅野先生初次在大阪學習也已有十年之久。千代子於一九三九年春天獲得師範格資格，同年秋天取得師範資格。因爲千代子與靈氣深刻的連結，並透過菅野先生與林博士密切聯繫，她相較常規更快地取得這些資格。

她的伯父選擇了山口庄助（Shonosuke Yamaguchi）作爲她未來的丈夫，並決定派遣山口到他的滿洲分公司任職CEO。菅野先生相當肯定將會發生一場戰爭，並知道靈氣在滿洲（之後是日本的殖民地）會有需求。

千代子在一九四二年結婚，並留在滿洲直到戰爭結束。無論順境或逆境，靈氣幫助了她，也讓她得以幫助其他人，所有獲得幫助的人都銘感五內。她至今仍然十分感謝林博士和她的伯父菅野先生，爲她開闢這條助人無數的道路。

林博士死亡的真相

林博士的死被認爲是一個謎團，但眞相是明朗的。山口千代子的一位親戚直接從林博士的妻子林智慧那聽到這件事。

隨著戰爭越演越烈，作爲一個前任軍人，林博士期待立刻入伍服役。然而，他在臼井博士的指導下成爲靈氣的專業施行者，因此他不可能作爲一位軍官，甚至作爲軍醫生來參戰。他知道他無法在戰場上提供靈氣治療，也必須使用他不贊同的常規藥物。

林博士因爲去夏威夷旅行也被懷疑是間諜。他面臨著上戰場或遭監禁及處決等無法作出的抉擇。他決定在有尊嚴的情況下死去，於是在他的妻子和一些學生面前結束了自己的生命。

林博士逝世之後

在林博士離世之後，智慧夫人接任林靈氣研究會，同樣進行了她丈夫在日本的行程。她每年因靈授會（點化）訪問大聖寺分會數次。

一九四一年，大聖寺分會的一些成員爲林博士舉行了佛教紀念儀式，從那之後，這樣的儀式還舉行了幾次。即使在林夫人沒有來大聖寺靈授會的時候，在一些師範的倡議下也繼續著，直到一九五〇年她開始更頻繁地來訪。

幾乎所有與林智慧老師一同參與研習會的人都離世了，所以很難查明具體的細節，僅存零星片段。其中有一位記得，在一九五二年林博士的紀念儀式服務中，一位高田女士從夏威夷前來表示敬意。林智慧老師要求她長居日本並接管林靈氣研究會，但被她婉拒了。因爲距離她從林博士那學習靈氣過了太久，她也已在夏威夷做出了改變並使靈氣普及化。不確定林夫人當時有多認眞地試圖說服高田女士接受建議，但她經常對於難以找到合適的繼任者表示遺憾。

現今在日本有相當多的靈氣施作者，但他們並未積極地倡導靈氣的固有風範。

現在我們建立了直傳靈氣研究會（Jikiden Reiki），以保留臼井博士和林博士最初的想法和傳承。我們希望直傳靈氣賦予世界各地的人們恢復自然療癒的能力，最終創造一個更健康的社會。

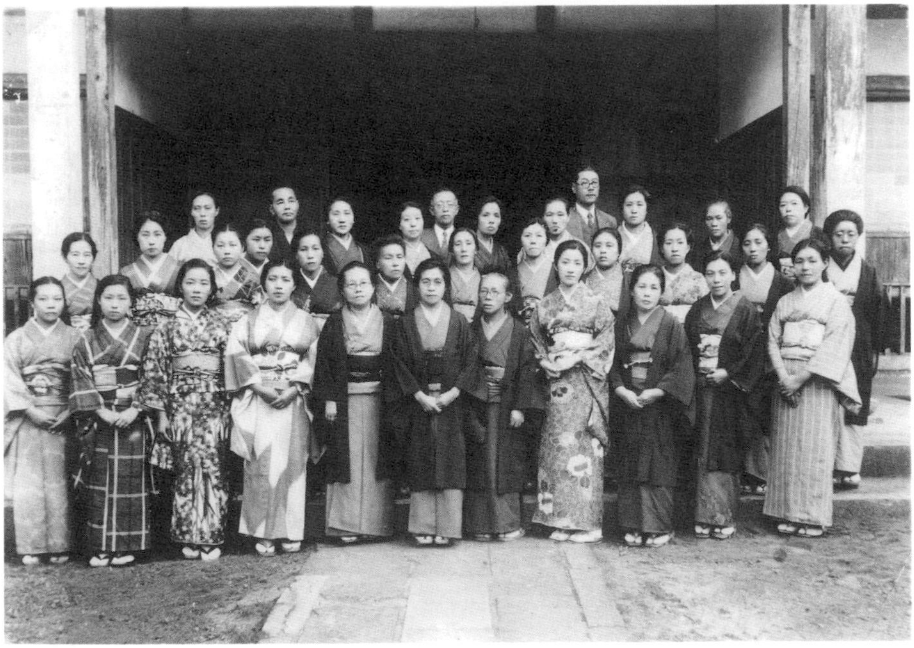

林智慧女士（第一排從左邊數來第六位）與她的學生們。

3 一九二八年一篇耐人尋味的靈氣文章

以下是一九二八年三月四日發表於日本一本廣爲流傳的雜誌《週日每日》（SUNDAY MAINICHI）的文章。由松井翔先生（Shou Matsui，一八七〇至一九三三）撰寫回答讀者的問題，並提供當時人們如何看待醫療的一些想法。

松井先生出生於宮崎（日本南部，Miyazaki），就職於中央新聞社與報知新聞社（分別在一八八五年和一八八六年），然後進入演劇界。他對傳統的日本歌舞伎劇場有巨大的貢獻，更以作爲一個劇作家和演員的老師而聞名於世，並且熟識許多歌舞伎演員。向林忠次郎博士學習靈氣治療後，他將對於靈氣的熱情傳達給許多演員，這些人也因此學習了靈氣。

文章標明如下（原刊出爲日文）：

我很樂意回答讀者的問題：

這種能治癒各種疾病的治療方法，稱爲「靈氣治療」，是由特定的一群人所施作。靈氣治療的創辦人或說創始人臼井博士於數年前離世。現在，他的學生在自己的診所繼續實踐此療法，並引薦他人也加入靈氣治療。不幸的是，儘管這種類型的治療功效卓越，臼井博士並不喜好宣傳靈氣，以至於他的學生也在推廣上有所遲疑，靈氣因此並非是眾所皆知的。

然而，爲了幫助更多人們，我想推廣靈氣。我特別有責任回答具廣大發行量的「大每東日報」（Daimai Tonichi newspapers）所提出的問題，希望能避免記者和讀者認爲靈氣治療是子虛烏有，因爲看來

隻手萬病を治する療法

松居松翁

讀者の注文

一月三十日發行の大毎本紙書物紹介ページに載せられた、松居松翁氏の隻手萬病を治する療法を頒會せられたし（朝鮮[illegible]）

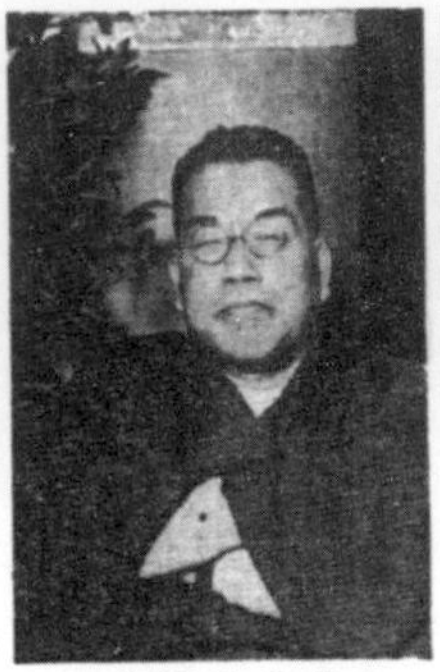

松居松翁氏

對話者の質問といふのなら、喜んでお話し致します。

——この隻手万病を治する療法なるものは、靈氣療法といふ名の下に、或る特殊の人々によつて行はれてゐるものである。これを發見したといふか、また創見したとでもいふか、ともかく、その療法の開祖——このグルウプでは肇祖といつてゐる——は臼井甕男といふ人で、すでに三年ばかり以前に物故し、今は、その弟子であつた人々が治療所を持ち、或ひは、その療法の傳授をも行つてゐる。しかし、隻手よく万病を治するほどな療法でありながら、未だ余り世間に知られてゐない。何故かといへば、この臼井なる人が特にこれを吹聴することを嫌つたから、その末流を汲む人々もまたなは宣傳することを避けてゐるがためである。

しかし、わたしは、その宣傳嫌ひがどうしても判らない。靈氣には今も宣傳部があり、藥劑にも宣傳部がある。[illegible]の文字もある樣に「靈氣を中外にひろめる」のが宣といふ字の意味だ、宣傳の原語propagandaも、羅馬法皇を擁護する機關に用ひられたのが初めだ。苟くも、そのことが眞理で人類の幸福に寄與するものがあらば、これを宣傳するが、人間としての義務ではないか。だからわたしは、この療法について、他人から尋ねられゝば、親切に宣傳をする。讀賣新聞から寄稿を求められゝば、わたしは喜んで書く——だもんだから、わたしに就して相當に反對があるさうだ。或ひは、實施者の樣に思はれてゐるかも知れぬ。しかし、こんな立派な療法が世にありながら、これを一般に知らしめないといふことは、頗る非常識千万な話だと思つてゐる。道德的にも、世間的にも、如何にも惜しいものである。そこでわたしは多くの人々のため、再び喜んで宣傳をするのであるが、特に、大毎東日ほどな大新聞の記者から、この療法について質問されて「いや、てまへの療法は宣傳が嫌ひですから、何事も申上げられません」と斷つたら、記者諸君なり、讀者諸君なりは、それこそ靈氣療法を山師の仕事と思ふかも知れない。「あらゆる病氣を癒すなどゝ誇張を吐いても、さあといふ時には、責任を負つた證據が出來ぬぢやないか」といはれても仕方がない。だからわたしは、靈氣療法そのもの〻ためにも宣傳する——病體を公表する。この意味で喧告するのだから、わたしの態度は、本療法關係者の意志に基くものではない。全然わたし一個の思考から獨自の立場にあつて、あへてこれを發表するものである。病體に惱む多くの人々のため、わたしは、どう考へて見ても、この口を緘してはゐられない、わたし自身について見ても、この療法を知つて以來のわたしの氣持は、とても[illegible]として[illegible]なんか書いてゐられない樣な——實際を告白すれば、まあ、そんな異な気持になつてゐる。わたしが一生の間にこの療法を宣傳して、自分の理想を實現する時が來れば、日本は實に極樂になるのだ。いや、延いては世界中が病氣絶無のパラダイスになるのだ。あゝ、一人にでも多く宣傳したい。

◇

所で、この靈氣療法は、發見されて以來すでに十數年になるが、治療所は極めて少數である。わたしが傳授を受けたのは林忠次郎といふ海軍大佐で、極めてまじめな、人情ぶかい、如何にもこの仕事に生れついた樣な人である。午前中は一般の治療に應じ、月の五日間は療法の傳授を行つてゐる。しかし、世間には靈の字のついた療法が非常に多い、それで、矢張りまたあの靈氣療法かと、十把一からげにされて[illegible]る。それでも宣傳したくないといふのだから、この偉大なる靈[illegible]が行はれないのも是非がない。

この療法は、少くともわたしが研究した範圍の療法の中で、最もユニツクな、最も効力の顯著なもので、多く万病を癒することが出來る。一知半解の徒は、その名によつて直に「神經的な病氣に利くか」などゝきつといふが、そんな神經的なものに限られてはゐない。內臟の諸疾でも、貧血、やけど、リウマチス、神經痛、內科でも、外科でも——お望み次第だ。

靈氣療法は、その名の示す如く、少くともスピリチユアルなものとして考へられてゐるが、わたしが今までに百人以上を治療した經驗からいへば、むしろ、わたしはフイジカルなものぢやないかと思つてゐる。或る人は、これを以てキリストや聖者が人の病を癒つた奇蹟と等しいもの〻樣に考へてゐるが、少くともわたしは、聖者の如き偉大な人間でもなければ、またそんなものを行ひ得る人格の所有者でもない。

一體世の中には、あらゆる世界のあらはれを靈的に解釋して、人間の生の方面のみを見つめながら世を送つてゐる人があるが、同時にまた反對に、世界の事件の表現を散文的に、フイジカルに、プラクチカルに考へて、すべてさういふ方法で解決をつけてゆく人もある。わたしはその後者に屬する、卑俗凡庸な人間であるから、人間のフイジカルな治療をするのに、常に、スピリチユアルな野心を起こす必要はない。少くとも今の所では、わたし自身のやつてゐる療法だけは、決して超自然的なものではない。極めてノーマルなもの、極めて生理的なものだと解釋してゐる。

◇

理論はぬきにして、先づ實驗から話して見よう——。

最近の方では、今月初めに、福井の或る高等學校の教師が、四歳になる娘を或る人の紹介でつれて來た。その娘は片眼がつぶれ、同時にまた他の片眼にも移らうとしてゐるので、方々の博士の所を廻りあるいた、だが一向に癒らぬ。それでわたしの所に來た。わたしは、單に眼ばかりでなく、全身のどこかに欠陥があるのぢやないかと考へたから、第一に全身を診た。胃腸が惡い、腎臟が惡い、種々な惡が綜合して考へると、全身的な疾患が最も强く眼に現れたものらしい。そこでわたしは、わたしの療法を試みた所、五六回ばかりで眼が見切る樣になつて來た。勿論のこと他の疾患も漸次快復して來た。その父親は「この娘のためには、自分の眼球をくり抜いても惜まぬ」といつてゐた。今その父君は自ら今月より入門して、自分でその娘の病を癒さうとしてゐる。

次ぎは、昨年十二月初旬のことであつた——知名の實業家O氏が三時間の時に死んで終ふと宣告された。すでに二時間は經過して、あと一時間の生命であるといふので、夜中にその娘さんから電話がかゝつた。そこでわれ等夫婦は、郊外[illegible]に一時間余を費して自動車を飛ばした。驅つけた時にはもう三時間中の後であつたが、門前にわれ等を待ち受けてゐる家人の話によれば、一時間も前に人事不省に陥つたといふのだ。われ等夫婦は直に心臟へ手をかけた、さうして心臟弁膜症のために心臟麻痺に罹つてゐたO氏は、われ等夫婦が、六時間半、一滴の茶も飲まずに、その胸に手を置いた結果、たうとう、醫者はO氏が安全區域にたち戻つたことを宣告し、その次ぎの夜には、平脈に下つて脈搏も八十位を打つ樣になつて來た、——わたしは公言する、大抵の場合、百二十位を打つてゐる脈搏の人を、二三時間で八十位にまですることはさまで困難なことでないことを。

また「[illegible]田の神さま」といはれる故野呂三郎君が重體の時は、有力な博士が四人もかゝつてゐた。彼は四度も死の宣告を受けたが、その最後の朝、その家族達が秩父の水を彼の口にしめした後に、わたし達はその蘇生を受合つた。さうして彼は死線を越ねた、宿直のお醫者さん達は感歎した。

こんな、奇蹟的な實驗は[illegible]るほどにある。しかし、實は、それは奇蹟でも何でもない、靈氣に生理的な治療が施されたに過ぎない。

◇

では、如何にしてわたしは病氣を治療するかといふに、たゞ患者の患部に手を載せて置くだけだ。押しもしない、叩きもしない、そこにこの療法の妙味があるものとわたしは思つて居る。たゞこの療法の要諦は全身的に診察してその病源を悉く探知し、その部分に治療を加へるから、治療の効果が顯著で迅速なのだと思ふ。そんなら、如何にして病源を發見するかといふに、患者の全身どこにでもわたしの手をかければ、その惡い所においてのみ、わたしの掌が痛むからである。掌の痛む程度は病氣次第で異ふ、といつてそれは病氣の輕重によつて痛み方が比例するものかどうか、未だわたしには科學的に解つてゐない。しかしながら患者自身が惡いといふ場所に限り掌が痛むといふのではなくその病部においてのみ掌に痛みを感ずるのであるから從つてまた容易に發見せられる譯である。多くの場合お醫者さんは、病人の訴へに頼つてのみその患部が判る。ところが、わたし達には病人からの告白はいらない、のみならず病人はこんなことで癒るものかと思つてゐてもよい。否でも應でも、三十分乃至一二時間の後にはきつとその病所に、革命が現れるのだから仕方がない。

例へば、こゝに心臟のひどく惡い男がある。これを醫學的に見ても八十五六位しか脈搏が打つてゐないとする、それでも彼は、その胸が苦しくなるのを感ずる、醫者も心臟の弁膜症だといふ——この場合、わたしが彼の心臟に手をかけても、わたしの掌は痛みを感じない。そこで胃腸と腎臟との部分に手をかけて見る、わたしの掌は非常に痛む、すなはちわたしはその部分を癒すことに努力する。すると間もなく心臟の壓迫も取れてしまふ。所謂併發の療法、河合武雄の場合が丁度それであつたのである。

◇

そこで疑問が起きる。

——なぜさうなるのか、なぜ掌が痛むのか、なぜ醫者の手數したものが癒るのか、それが不思議といへば不思議だ。たゞ手を置きさへすればそれで癒るものは癒るのだから、そこが簡單に解釋されるゆゑんかも知れぬ。しかし、わたしの考へる所では、わたしの手には、林氏の傳授を受けた關係から、自分の全體を通じて異常な血液の活躍が促されて來たらしい。しかして、[illegible]の指端において、これが最も急激に、神妙に、鮮明らしい活躍をするのかも知れぬ。さらば、林氏の傳授が、わたしにこの力を與へてくれたのであるか——それはチヨツと公表しがたい。

要に角、さういふ血液の活動している指端が、患者の病所に置かれた時、わたしの血液の活動が患者の血液の[illegible]動を促す、つまり、ブラツド・カレントが一つになる。病者が一つになるゆゑであるかも知れぬ。それで患者の充血、鬱血、或ひは貧血したゝめに起こつた病源が、段々にノーマルな狀態になつて、病氣は自然に癒つて來るといふ理窟であると推ずる。この意味において、觸手療法、鍼灸のカテーテル療法、その他種々な物理的療法も相一致するものがあると思ふ。

もし、假に治者被治者のブラツド・カレントが合致するといふ假說が、この事實を說明し得たとしても、何人といへども、皮膚を隔てゝ接して左樣なことが出來るかどうか、この疑問を捨てるに相違ない。しかし、梅毒のために鼻柱の落ちた人も、今日の進歩した醫學によつて造鼻術が行はれる、腕の肉や皮を取つて來てそれを欠けた鼻の上に植えつければよいのだ。ところがその腕の肉は少くとも一時間は死んだものだ。それが自分の、或ひは他人の鼻の上で癒着して、血液も通ふし、神經も働くことになる。これから考へれば、皮膚の隔たり位は何でもあるまいではないか。

◇

この話をすると、世間の批評家は直に「動物電氣だらう」などゝいふ。しかし「靈氣とは何ぞや」の質疑する。

今日の科學では未だ測定されてゐない。あの大エヂソン、大マルコニーのプラクチスは驚くべきものがあるが、電氣の本質的説明は出來てゐない——だから、この問題はさう簡單には斷定が出來ない。が、わたしのぼんやりした感じからいふなら、或はエーテルの作用ではないかと思ふけれど、エーテルの研究はなほ出來てゐない今日だ、無學なわたしなどが、こんなことをいつたら他人様はお笑ひになるだらう。たゞわたしがこの療法を人にアプライする時に、大體においてエーテルの法則に從つて説明するのが一番近い様に思ふのだ。といつてわたしは、微分積分も知らぬ人間だから、はつきりしたことはとてもいひ得ない。いづれ、これから高等數學でも習つて研究的に實驗してゆくうちに、或ひは説明の出來る時機が到來するかも知れぬが、兎に角今のところでは、應用の方面で偉大な効果のあることだけで、まあ、滿足してゐるより外はない。

◇

わたしも、初めはこの療法を鼻先で笑つて見たものである。

或る日、わたしは友人に向つて「どうも體が快くないからゴルフでもやらうと思ふがどうか」といつたものだ、友人は「それならゴルフよりこんな良いものがある」といつて、この療法の存在を敎へてくれた。その友人の父はかつては日本銀行の總裁であつた人、その友もまた英國に留學して來て今は立派な實業家だ。こんな人から勸められたものだから、わたしもその氣になつて、妻と子供と三人で直に入門した。だが、眞實をいへばまだその時ですら信じてはゐなかつたものだ。ところが間もなく、西條八十、宮島新三郎兩君等と講演旅行に出かけ、その旅先で、鯉こくを食つてその骨を咽喉に立て、ぎくしやく泣いてる男を見た。わたしは何の氣なしに療法を試みたところ、不思議にも痛みが取れた。この時、わたしは初めて療法の「こつ」を悟つた。これ以來わたしは、もう鼻先で笑へなくなつたのである。

わたしは、或る人の紹介で林氏の元に入門した。この療法を傳授されるについては、相當な金を拂つて傳授されたもので、それには初傳とか奥傳とかあるのだが、わたしは未だ奥傳にははいれぬ程なべたべたに過ぎぬ。だから、委しい事はよく知らない、その門下には種々な階級もある様だ。こんな善事を宣傳することすら嫌ふほどの謙讓な人々の集まりで、階級を設けたり、入門金を取つたりするのも變な様ではあるが、しかしそれは、この人々の特權であるから、何人もその既得權は認めねばならぬ。またそれが徳義でもある。この意味でわたしは、その傳授と療法とについて、もつと詳しく發表するの自由をもたないことを遺憾とする。それはその人々の生活にまで危害を加へることであるから。

◇

但し、これだけはいつて差支へあるまい。一日一時間半位の程度に、五日間の稽古であるが、人によつては、最初に傳授を受けたその日から、もう他の人を癒すことが出來る、それほど問題は簡單至極なものだといへる。人間の誰にでも、第六感となつて潜んでゐる或る意識が、この稽古によつてその發動を促され、その間に習得されるものであるらしい。ともかく、極く簡單な方法で敎へられるもので、一言にしていへば、人體全體に共通な力で、小兒でさへなければ誰にでも出來ることだ。方法としても、單にその患部へ雙手を置けばよいのだから、實際これ位な治療法は世の中にあるまい。これを特に選まれた人々にのみ限らず一般に公開したら——といふ熱情が、日夜わたしの心の底に湧いて來る。だが、或る特殊な事情によつてそれが許されない。せめてこんな療法が存在することだけでも、一人にでも多く知らしめたいといふのが、わたしの今日の溢るゝが如き熱情だ。

◇

最後に、最近におけるわたしの愉快な報告を、もう一つ二つつけ加へさせて頂きたい。

わたしは今月にはいつてから、福島縣の或る富豪の未亡人の瀕死の床を見舞つた。これはわたしが青年時代に丁稚奉公をしてゐた家の主婦であるが、昨年の夏その地方へ往つた時、二回手をかけたところが、頭痛が非常に樂になつたので、是非かさねてわたしの治療を受けたいといふのであつた。わたしは、報恩の意味で忙しい東京から六日間のがれて、一日七八時間づゝ治療をしたが、死の影はもうその病室から去つて終つたらしい。その時その一家でわたしは、矢張昨夏手をかけた患者に遭つた。それは四十年來掌の皮が非常に荒れる病症だ。勞働者の掌といへどもこんなにあつく、硬く、ひゞ荒はしないと思ふほどになつてゐる。それも夏も冬で、しかも手の甲は極めてすべつこい。これはこの邊の風土病と見ゐて、その頃わたしが逗留してゐた旅館の旅館のめいにも同じ疾患があつた。これは八度福島病院でレントゲンをかけて貰つたが、何の効もなかつたといふのだ。わたしは自分の力では、とてもこんな難病は癒るまいと思ひながら、たゞほんの經驗のために手をかけて見ると、双方とも、十分位でやはらかな、綺麗な手にかはつた。そして今度行つて見ると從來は一層烈しく荒れ爛れる運命を見てゐた冬の最中に、依然として綺麗になつてゐた。わたしもびつくりした、人々も驚いてゐた。

（記者註、この二つの事實は福島の新聞が寫眞入で特報してゐる）

◇

手の話が出たから、もう一つ自慢話を——

それは去年の暮のこと、或る知名な建築家が、永年の職業上、製圖に必要な二本の指が硬直して、遂に滿足に數字が書けなくなつた。二行位も書くと鉛筆はこの建築家の指から拔けて落ちた。或る博士に三ケ月もかよつた。病魔は思ふ様に退散しない。そこで私の所に來た、この時も私には自信はなかつたが「まあ、やつて見よう」といふので、十分ばかりも、建築家にとつては偉大であるべき二本の指を私は握んだ。一つの暗い人生を雙手に握つたのである。所がどうだらう、その指は間もなく動き出した、生活があるき出したのだ、そして三回もやつたら完全に昔の指になつたではないか。

しかしこんな自慢話はいくらしたつて、信じない人には信じられない。又話だけでは信じない方が道理だ。あなた自身病氣があるなら目前で直しませう。しかし輕い病氣は癒してもつまらない。お醫者さんでも癒せる。お醫者さんで癒せない病人があつたらつれて行らつしやい。伴れて來られない重病人なら、こつちから出かけてもよろしい。といつても御承知のごとくわたしは忙しい身體だ。來月は二つの劇場の脚本三つをこれから一週間で書くのだ。さう澤山はいけない。たゞわたしの雙手療法の實力を試驗するために適當と思ふ重患の人を一人だけやつて見ませう。（二月某日文責在記者）

蒙御免 關東 關西 著名行事番附

行司 國技館春夏場所大角力（東京） 一月 五月

年寄 両國川開煙火（東京兩國） 八月上旬 / 天滿宮夏祭（大阪天滿） 六月廿五日

勸進元 サンデー毎日編輯局

關東

横綱	明治神宮祭（代々木） 十一月三日
大關	陸軍始觀兵式（代々木） 一月八日
關脇	消防出初（[illegible]） 一月六日
小結	靖國神社大祭（九段坂） 四月廿日
前頭	帝展（上野公園） 十月中旬
同	東照宮大祭（上野東照宮） 四月十七日
同	神田神社神輿渡御祭（神田） 隔年五月十五日
同	日枝祭（麴町） 六月十五日
同	日比谷大神宮祭（日比谷） 十月十六日
同	八幡祭札（深川富ヶ岡） 八月十五日
前頭	美術協會展覧會（上野） 四月下旬
同	四十七士忌日（高輪） 二月四日
同	七福神詣（向島隅田） 元旦
同	川崎大師（川崎） 毎月廿一日
同	鷽替神事（龜戸天神） 一月廿五日
同	端艇競爭（隅田川） 四月上旬
同	木下川藥師開帳（木下川淨光寺） 四月八日
同	淺草三社祭（淺草） 五月十七八日
同	草市（淺草公園其他） 七月十二三日
同	川施餓鬼（隅田川） 八月上旬
前頭	王子神社槍祭（王子） 八月十三日
同	めくさ札市（芝大神宮） 九月上旬
同	十夜講（[illegible]） 十月六日
同	べつたら市（日本橋大傳馬町） 十月十九日
同	觀音四万六千日（淺草） 七月十日
同	梅若忌（木母寺） 三月十五日
同	池上本門寺開帳 三月十八日
同	圓覺寺虫干（鎌倉） 八月十九日
同	建長寺虫干（鎌倉） 八月廿六日
同	芝神明生姜市 九月十一日
前頭	日蓮上人法難會（相州片瀬龍口寺） 九月十二日
同	湯島天神祭（本郷） [illegible]
同	神田明神祭（神田） 九月[illegible]
同	須賀神社祭札（下谷） 六月[illegible]
同	氷川神社祭札（赤坂） 六月十五日
同	三圍神社祭札（向島） 四月九日
同	東京市大紀念日 五月一日
同	酉の市（[illegible]） 十一月酉日
同	品川千体荒神祭 十一月廿七日
同	不動尊開帳（目黑） 五月廿八日

關西

横綱	祇園會（京都） 七月十六日 十七日 廿四日
大關	西宮十日戎祭（兵庫西宮） 一月十日
關脇	葵祭（京都） 五月十五日
小結	時代祭（京都平安神宮） 十月廿二日
前頭	伊勢大神宮祭 六月十七日
同	男山祭（石清水） 九月十五日
同	春日祭古代行列（奈良） 十二月十七日
同	太夫道中（島原） 四月廿一日
同	都踊（祇園甲部） 四月中
同	白馬神事（大阪住吉） 一月七日
前頭	水取祭（奈良二月堂） 三月十二日 十四日
同	稻荷祭（伏見） 四月[illegible]
同	鹿の角切（奈良） 十月中旬
同	縣祭（宇治） 六月五日
同	競馬（上賀茂） 五月五日
同	竹伐（鞍馬） 六月廿日
同	虫拂（[illegible]） 七月下旬
同	武射神事（京都下鴨） 一月十四日
同	利休忌（千家） 二月廿八日
同	菜種御供（京都北野） 二月廿五日
前頭	大原野祭（京都） 二月八日
同	火焚（[illegible]） 十一月十五日
同	花摘（叡山） 四月八日
同	今宮やすらひ祭（京都） 四月十日
同	壬生狂言（京都壬生寺） 四月廿一日
同	茶摘（宇治） 五月十一日
同	日吉祭（[illegible]） 五月十二日
同	三笠山焼（奈良） 一月中旬
同	愛宕山燈籠（[illegible]） 八月十一日
同	太秦祭（[illegible]） 十月十二日
前頭	豊國社祭（京都） 九月十八日
同	貴船祭（京都） 六月一日
同	伏見御香宮祭（伏見） 九月十五日
同	吉田祭（京都） 四月中ノ日
同	をけら詣（京都八坂神社） 十二月卅一日
同	大茶湯（北野） 十一月一日
同	輪島大祭（[illegible]） 十月廿二日
同	大文字（京都） 八月十六日
同	千日詣（京都愛宕） 七月廿四日
同	競馬足揃（上賀茂） 五月一日

（徳島 鈴木緒[illegible]）

雙手療法實驗のため
自ら患者となるの記

あさき生

雙手療法なんて、そんな莫迦な——少くともモダアンのその字でも識る人間なら、雙手で万病を治するてな夢を、誰か見たといふか、多分、松翁先生が劇作のかたてまに、何事か皮肉な遊戲でも考案したんだろ、何を莫迦なとばかり、雪の日、長崎町のお宅に出かけたもんだ。

先づ一通り話しを聞く。——驚いたことには、先生は頗る眞面目である。むしろ、嚴粛な態度で療法談が續けられる。もとより彼は、やじ馬氣分で先生の門を叩いたのではないけれども、さりとて彼は、奇蹟に近い事實が行はれてゐようとも豫想しなかつた。所が、話しは正しく奇蹟の上を歩いてゐる。彼の饒舌な心は忽ち沈默した。實は、奇蹟を信ずるよりも、彼は松居その人を信じたのである。また、いち食がいちぢ食はぬと同樣に、芝居道の大家が、醫者の眞似をするに何の不思議もあり得ない。

で、富樫ぢやないが問答無益、いざ彼自身の万病を目の前で癒して見ようてな美事なほして見るか、見るぞよ、なんでもないことてな譯で、別室に仕度がされる、仕度といつて横臥の場所をつくるだけで、聽診器も藥も無用なのである。所で彼の病氣は——山ほどある。大病でもなく、寢つくほどでもない、ぴんしやんした病氣ではあるが、曰く輕度でびつこの亂視、曰く胃腸の持病、曰く鼻、曰く神經衰弱、曰く……等。

そのうち最も病氣らしい胃腸と眼この二つを治療して貰ふことにして、やがて別室に寢台は移された。彼は横臥に近くなつた。仰向けに寢た。羽根ぶとんが上からやさしくかけられた。先づ血壓を計り心臟を診た上で先生は左半身に、奥さん（かつ子夫人）は右半身に、河村さん（看護婦）は兩眼に、三人がゝりで、腹部と顔面とに手は置かれた。

讀者の注文は、如何にして滿足されるか、彼は、恰も俎上の鯉の如く、息を殺して身動きもせず、診察？の結果を待つた。最早少しの疑ひをも抱く隙にゆかない。何だか原始的な治療を受けてゐる樣な氣だ。反對に、雙手療法とは如何にするものか、まるで、甲賀流の道場に忍術でも盗みに來たかの樣に、顔に好奇心が活躍を初めた。

と、間もなく——

「どうだ、この此腹のひどいことは——」と先生が。

「何だか、胃腸も惡い樣ですよ」と河村さんが。

「此方もよく出ますよ」と河村さんが。彼の病狀について最初の報告である。「出ますよ」とは、患部が血液を要求するとの意味で、掌に反應を感ずることだ。つまり掌が痛むことを指す。ふんぺらぼうめ、ひとの腹の上に手をおいて、こちらは痛くも痒くもないに、やれ掌が痛むの出ますの候のと、ひとをこけにするも程があらあ、さては松翁先生夫妻は發狂でもしたか——とい

相關人士不喜歡公開方法，所以似乎皆聲稱無可透露！

這是合理的假設，人們或許會爲了避免遭到究責而選擇不作任何醫療聲明，然而，我要承擔宣揚靈氣眞相的風險與責任。爲了靈氣以及看到人們健康欠佳的份上，我不能保持緘默，所以寫這篇文章時，我是獨自行事的。我會爲我的言語承擔全部責任，這和其他靈氣施作者無關。從第一次學習靈氣之後，個人對於這樣的療程便感到很激動，以至於無法專注於我平時的劇本寫作。

當我能有效地推廣靈氣時，我目標中的理想世界便會實現，日本人民將會變得更幸福。此外，世界各地的人們也都將身強體健。我只想向每個人介紹這神奇之事！

從這篇文章中，可以看到松井先生對臼井博士和林博士推廣靈氣的態度感到非常沮喪。儘管靈氣有其功效，但臼井博士顯然不想宣揚，而是認爲靈氣應該透過口耳相傳的方式給那些能夠完全理解、並有效地使用它的人。貨眞價實之物不需靠大肆宣傳來生存，所以直到近期，靈氣才得以普及開來。

下列文章段落與林博士相關：

> 靈氣療法的樹立已超過十年，但只有幾個診所是爲提供靈氣治療而成立的。正式引領我進入靈氣領域的林忠次郎是一位勤奮熱心的海軍將領，他就像是一位渾然天成的靈氣施作者。林博士每天上午爲病患提供靈氣治療，一個月舉辦五日的研習會，引領新人學習靈氣。

問題在於，有許多其他類型的治療（看似冒牌貨）以中文的「靈」字爲名，人們經常誤將靈氣與這樣的派別想在一起。儘管如此，林博士仍不願意發言以區分靈氣與這些派系的差別，所以我想很自然的，其偉大的靈氣治療風範並沒有因爲廣泛需求而獲得實踐。

我想澄清一下，靈氣是治療所有疾病中最獨特和成功的方法，至少對於所有我曾遇到的疾病來說的確如此。你可能想知道靈氣是否能夠幫助那些有心理問題的人？答案是肯定的。靈氣對於內部和外部、每一種想像得到的問題都有驚人效果，腸道疾病、外傷、燒傷、風濕病和神經衰弱等……，簡而言之，靈氣適用於任何問題！

松井先生在短時間內對百位以上的人們施行了靈氣。每當他看到不可思議的結果，他便越來越相信靈氣的功效。他繼續談論他的幾個經驗：

與其說理論，不如讓我給你幾個實例：

最近的案例是一位父親聽說了我在做的事，所以帶著他四歲的女兒到我這裡。這個小女孩有一隻眼睛已經失去視力，另一隻眼睛則有感染的跡象。他們求助於爲數不少的醫生，但都被告知對此無能爲力。在絕望中，他們最後來到我這。我懷疑是她身體的其他部位有問題，所以徹底進行檢查，發現這個疾病正在妨礙她的身體——胃、腸、鼻子和腎臟等，而且已在她的眼睛中出現症狀。

我對她施予靈氣治療，經過五或六次療程後，她的視力開始恢復，其他的症狀也逐漸改善。深愛女兒的父親不斷地說著不惜給出自己的眼睛來幫助他的女兒。因此，他選擇了學習靈氣以繼續醫治她。

下述案例則發生於去年十二月。一位著名的藝術家「O先生」正在生死邊緣。醫生告訴他的家人，他只剩下約莫三個小時的生命。他的家人聯繫我時正值午夜，那時已經過了兩個小時。我和妻子很快地驅車來到他位於東京郊區的家。我們花了一個半小時才到，當我們到達時，他的家人正焦急地在大門等待著，並告訴我們他是因血管疾病導致心臟病發作。

我們立刻將手放在他的心臟部位上，毫不間斷地給予六小時的靈氣，甚至沒停下來喝口茶。經過這段時間後，醫生告訴我們他的心跳曾經危險地快速跳動，現已恢復到安全的節律。翌日，他的體溫恢復正常，脈搏保持在每分鐘八十下左右。我想聲明，在幾小時内以靈氣將一個人的心跳從每分鐘一百二十下降低到八十下並不困難。

最後但也是最重要的，曾有四位名醫告知吉三郎（Kichisaburo）

先生他快要死了，但就在最後一刻，當他的家人和他道別時，我在那試圖挽救他回來。而他活下來了！

有無數諸如此類的奇蹟故事。然而，並沒有什麼眞正的奇蹟，只是這些人接受了實際的治療，因而啓動了身體自然療癒的程序。

最後，松井先生解釋了成爲一位靈氣施作者是很容易的：

一個我們共同的朋友將我引介給林先生，我決定向林先生學習靈氣。我爲了接受點化所費不貲。這裡有不同的學習級次，初傳和奧傳是其中的兩個級次。我學了初傳，但仍然是一位初學者，所以尚未準備好進階到奧傳。我並不熟知詳情，但有注意到在學生之間似乎存在著階級。我覺得很有趣的是，這些好心人對於他們能做到的奇妙之事那樣謙遜，卻創造了這樣的階級並收取高額的點化費用。儘管如此，我還是相信他們應該被允許保有自己的利益。但無法任意談論點化和治療的細節令我感到十分沮喪。在我看來，這對各位是一項極大的損失。

至少我能夠告訴你，如果你在五天中，每天用一個半小時學習靈氣，你將能夠提供人們療程。有些人在學習的第一天就可以給予人們靈氣治療。這眞的很容易學習。所有的人類都有一種潛意識，就如同一種第六感，可在這五天內被靈氣活化。從那時起，只要將你的手放在身體有問題的區域，治療便開始了。我不認爲有哪一種治療方法比這還更簡單。我渴望將此普及於世人而非侷限於富人。不幸的是，因醫療法規禁止非常規治療，所以這未能獲得允許。但我會盡可能努力讓更多的人知道這個神奇的療法。

當時西醫已經是主流，除了某些傳統東方醫藥，其他的醫療手段是違反醫療法規的。在靈氣之外還有其他治療方式，但大多數的實行者在受到東方醫學從業人員的挑戰時便放棄了。

靈氣特別具有威脅性，因爲它是如此容易和有效。也因此僅在可信任且對的地方口耳相傳。這些人非常相信靈氣的效益，願意付出巨額金錢來學習。松井先生承擔了將這些治療結果帶入公共領域的龐大風險。

當時被取締的一些團體逐漸演變爲宗教團體，現今依然存在。他們的風格從治療轉變爲宗教祈禱儀式。很顯然地，靈氣以原來的形式保存了下來。然而，現今日本在另類醫學的相關想法上仍是很大程度地固執不變。

無償施行靈氣的松井先生寫這篇文章的時間，與千代子的伯父菅野和三郎老師學習靈氣的時間相當。松井先生的文章和菅野老師的故事，描述了靈氣如何因應各種問題的高效治療而開始聞名於世。

直傳靈氣團體繼續提供有效的治療，並戮力於推廣靈氣。我們努力實現松井先生的夢想——每個人都健康受益的世界。

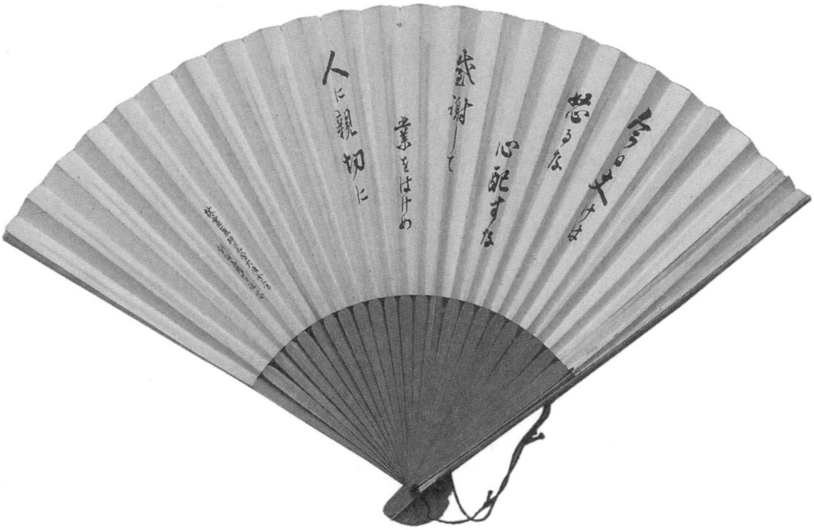
今日丈けは
怒るな
心配すな
感謝して
業をはけめ
人に親切に

由林博士手寫、標記著靈氣生活守則的日本扇——致林靈氣研究會五周年（林靈氣實踐團體）。

實務篇

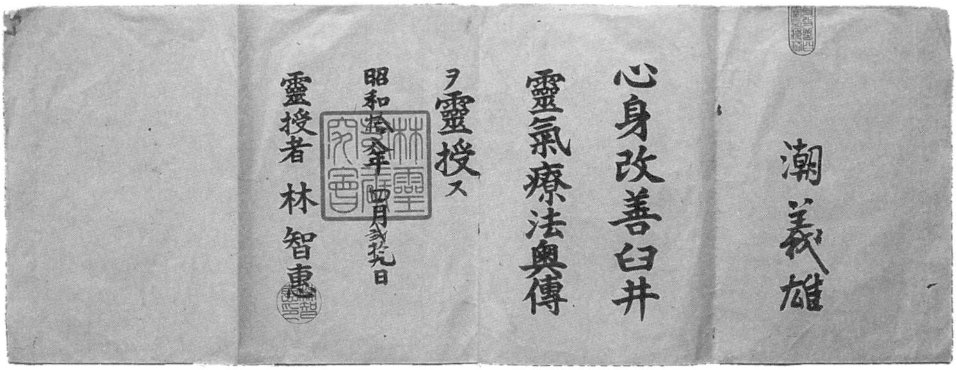
潮義雄
心身改善臼井
靈氣療法奥傳
ヲ靈授ス
靈授者 林智惠

另一份由林忠次郎親簽的原版靈氣認證書

4 病腺與血液交換法

病腺

日式和西式靈氣學校有一個主要的差別。我們在西式靈氣中教導靈氣是「聰明」的，會自行找到身體中最需要它的區域。當然似乎眞的就是這樣，但這只是眞相的一半。另一半是身體想要靈氣，所以會讓施行者知曉它在哪裡以及想如何被觸及。日式靈氣施作者稱之爲「病腺」。

這對我們許多人來說是個新概念，因其在日式靈氣中舉足輕重，所以我想進一步闡述這部分。

在臼井博士最初的團體「臼井靈氣療法學會」中，感知病腺的能力是學生晉升到靈氣第二級的先決條件。在林博士的系統中也認爲這個能力是絕對必要的，如此才能夠幫助個案的身體自療。

正如忠夫在第二章所提及，對病腺的感知是溫暖、強烈的熱度及刺痛，手中有脈衝感或疼痛感。我對病腺的描述則是「張力」。

這種張力在體內疾病的周圍發展，並且容易被靈氣施作者感覺到。你可能會感受到一種或多種上述的感覺，纏繞在手上、過熱或過冷、磁吸力或推力，或者手中有「如握芒刺」般的刺痛感。這些感覺並不是「壞的」，而是個案的身體在告訴靈氣施作者何處最需要的方式。感謝這樣的提示吧！

觸摸到問題區域時，你的手可能會感覺疼痛。倘若疾病嚴重，疼痛可能會傳達到你的手肘甚至肩膀。如果這是可承受的，將你的雙手持續放在患處直到疼痛感一路退回、離開你的手。這不意味著你將個案的痛苦帶入自己的身體，只是需要經歷本來階段的自然過程。如果疼痛太強烈，就將你的雙手移開個案身體，當放回原處再開始治療之前甩手數下。

感知病腺的技巧可能是被高田女士和她的學生從西方靈氣練習中刪除了，因其暗示著某種診斷。

在大多數國家，除非是領有執照的健康照護醫生，否則不允許進行醫療診斷。倘若你是一位不具醫療執照的靈氣施作者，和個案分享你的感覺，可能會陷入嚴重的法律麻煩。因此，將診斷保留給自己，或者以謹慎的方式與個案分享。確保自己充分了解施行靈氣所在之地的醫療法規。對於這項挑戰的解答，或可透過順勢療法醫生、推拿醫師或整脊醫師的執照來取得。

如果你並未獲得許可，處理這個問題的最佳方法是讓個案在開始治療之前簽署協議。他們必須簽署表示爲自願採取治療、對結果負全部責任，並且知悉這不是一種醫療。請與當地律師一同核對這項保護的法定要求。

如果你覺得個案病情嚴重，必須建議他去看醫生。但請謹慎包裝傳達此訊息的方式，如果你告訴個案他可能有嚴重的心臟問題，可能讓狀況變得更糟——你能想像當醫生告訴病人，他的心臟無法恢復時的結果嗎？這種診斷就像宣判死刑一樣！我們需要仔細斟酌言語的力量，考慮所給出之聲明的影響力，在某些情況下，這意味著沉默是金。

當治療威脅生命的疾病時，可能會在整個治療期間和之後感知到病腺。最好將你的手保持放在個案身體呈現出病腺的部分，但這或許不大能做到。

每天治療此人至少一個小時，如果可能的話時間更久一些，可以向其他靈氣施作者取得額外協助。對於構成生命危險的疾病，每天施予數小時的靈氣能帶來轉變。在整個治療期間，你的雙手可能根本無法移動。如果發生了這樣的情況，將治療停留在你感知病腺的地方，並在下次見這位個案時回到同一部位。

一方面，你有責任分享你的感受，因爲個案可能會仰賴這部分。另一方面，你必須學會以一種既非診斷亦非預言的方式來包裝你的理解。你可以告訴個案，對他來說最好接受內臟器官的醫療檢查；你可以告訴他，每隔一段時間進行檢查是件好事；你甚至可以告訴他，你自己最近也有接受檢查……。

西方醫學科學一直未能解決一道十分常見的謎題，那就是「自動痊癒」（Spontaneous Remission）。幾乎有百分之十的癌症患者有過這樣的緩解。這表明科學並不眞正清楚疾病或治癒是如何發生的。

不治之症並不存在。生命的奇蹟源於神聖之手。

靈氣施作者的穿著

避免穿得像個醫生是很重要的。不需醫生的白袍，也不需在治療室的牆上懸掛醫療圖表，重要的是不給予個案任何醫療建議。

不建議服用或減少任何藥物也是重要的。如果你的個案正進行精神治療，請他先與他的精神科醫生討論靈氣治療計畫。與醫生密切合作是種良好的工作方式。

感知病腺——練習

爲了獲得病腺的明確感受，與夥伴進行以下的練習。

與夥伴的病腺練習

將一隻手放在你自己的膝蓋或大腿上（如果它們是健康的，否則選擇另一個不緊張的身體部位），另一隻手則放在你前方夥伴的肩膀上。

感受兩隻手中感知的差異。擺放在你膝蓋上的手會感覺「正常」，可能是溫暖和放鬆的，以平靜且均勻的方式沙散著能量，並以同樣的方式感知「正常」的脈衝。另一隻手會感到夥伴肩膀和上背部的緊張。由於大多數人都久坐不動、姿勢欠佳，所以肩膀緊繃。經由這項練習，你將能夠識別身體放鬆與協調的部位，以及與緊張部位之間的差異。

將手維持放在夥伴的肩膀上幾分鐘，給予他靈氣。隨著你繼續給予，病腺的感覺會變得不那麼強烈，如果一開始緊張感並不明顯，甚至可能全部消失，你的夥伴會被溫暖和放鬆所圍繞。

現在切換你的手。

你的右手和左手的敏感度可能略有不同。這非關右撇子或左撇子。對於某些右撇子來說，左手比右手更敏感，反之亦然。做個實驗並爲自己釐清：你感覺到的是病腺，還是你自己手中的能量呢？

舉例來說，如果你將一隻手放在一位大塊頭的個案背後，你感覺到的脈衝可能是你自己的手因個案體重引起的循環問題！所以切換手來實驗看看，哪隻手更敏感呢？如果有明顯的差異，你可能會希望較不敏感的那隻手能有更多的敏銳度。倘若你主要使用這隻手治療個案一段時間，將會變得同樣的敏感。

靈氣施作者面對個案痛苦時的態度

對你的個案感到同情是很自然的。你可能會感覺到他們身體、情緒或精神上的痛苦，或混合這些的感受。你可能會眼眶含淚或心痛，這是絕對自然的。只要記住一件事：不要讓個案感受你的痛苦。重要的是學習放下的藝術。以這些儀式進行這樣的嘗試。

1. 在個案離去後對自己說：「我放下你的疼痛和苦痛。它不是我的。」，或者「我信任療癒已然發生。」

2. 在每次治療前後進行自我清理的儀式。用冷水洗手直到肘部，然後漱口，可以的話去上個廁所。接著喝一杯礦泉水。如果你知道的話，你還可以使用《靈氣的精神》①一書中提到臼井博士的乾浴淨化法（Kenyoku）。

3. 進行「思想斷食」。停止思考或擔心個案和他的痛苦，無論在他離開你工作室的那一刻有多麼椎心。每當想到他，就提醒自己帶著愛而放下。

安靜且準確地進行觀察

由於我們具備同理的能力，診斷是自然而然的。在靈氣治療期間，你的心是敞開的，能感覺或感知到個案發生了什麼事。這樣的理解以五種不同的方式顯示，取決於你的感知類型和技能。在我們之中有些人是以身、心或靈性導向爲強項，而你的強項很可能就是你感知最爲強烈之處。

---

①《靈氣的精神》(*The Spirit of Reiki*) 為作者法蘭克・阿加伐・彼得的另一本靈氣相關著作。(Lubeck/Perrer/Rand: The Spirit of Reiki, Lotus Press, Twin Lakes,WI, 2001, 頁數 153f)

1 身體層面

當你碰觸個案的身體時，那可能會告訴你是什麼樣的生理痛苦。你或許能「透視」她的身體。你可能會看到或感覺動脈阻塞、子宮囊腫或個案血液的毒性。

如果你看見身體內部也不需驚訝，即便你的生理學知識可能有限。取得一本人體解剖相關的好書並仔細地研讀。許多年前我在奧地利遇見了一位醫生，他能夠用研究室般的精確度去「測試」病患的血液。對你而言這或許聽來不可思議，但是……，一切都是可能發生的。你不需要成爲靈媒，或得是超乎尋常的高深靈性存在才能發展出這種技能。我們所有人都天賦神恩。學會接受，並將其付諸實踐。

2 能量層面

你可以對個案進行能量診斷，並發現存在著缺陷乙太的某個器官。你可能會感覺到個案的經絡和脈輪。找到一些關於經絡和脈輪系統的文獻，並用自身的洞見去比對所發現的知識。準備好嘗試並信任自己。

你可能會覺得能量無法順暢地通過經絡、脈輪或是乙太體；你可能會覺得個案要運動、節食或動腦，以便協調他的能量體。相信這部分。

個案也有可能在靈氣治療期間自發性的體驗到前世記憶。物理學告訴我們的能量不滅，也適用於思想和情感的能量。記憶即爲思想，當個案處於心智轉換和變異狀態時，這些就可能在靈氣治療期間重現。

我所瞭解的轉世方式是超越個人的。想像海洋中的一道波浪，短暫抬升到水面之上，然後消融；片刻之後，另一道波浪生於水面。誰說第一道和第二道波浪是不同的呢？它們來自同樣源頭。據此，轉世以及前世記憶的想法其實相差不遠。

3 心理層面

你可能會察覺個案的心理困境，可能「看到」或感覺到他的母親或父親就在你眼前。也許當你觸碰到他的過去，會突然看見個案三或四歲的樣子。倘若這再度發生，詢問他在那段生命時光中是否曾經歷過創傷？會否想要和你分享是什麼使他的心受苦？現在便可啓動一整道情緒療癒的浪潮。

靈氣施作者在這種情況下，最重要的是維持不明目擊者的態度，不判斷你所聽到的，不用善與惡的道德框架去組織個案對你分享的內容。全然的傾聽！當代催眠治療創始人米爾頓・艾瑞克森（Milton Erickson）建議諮商工作者應想像飄浮在個案和自己的後設立場（meta-position）之間，從那裡可以看到全貌，並幫助個案找到對所有相關參與者之最佳解決方案。

如果你不準備進行心理工作，就將個案轉介給心理學家或專業諮商者。

4 感情層面

你可以與個案一同哭泣，盡情享受吧！但這不代表你將他的痛苦當作是自己的。感覺它並且讓它發生，這經常發生在我身上，而我會感謝著伴隨而來的眼淚所帶來好一段時間的深度……。

你可能會感覺到特定的情緒留存在個案的肌肉組織中。當這些身體部位因爲碰觸受到刺激，情緒便會掙脫桎梏。你的個案可能需要持續的情感支持。

一般而言，在靈氣治療中鼓勵個案表達出情緒是有幫助的。不要擔心。協助他允許自己展露任何被封閉在身體中的情緒。透過表達，隱藏的創傷可能會獲得良好的療癒；然而這也是利害參半的兩面刃，能令個案堅強，也會使他軟弱。

當你觸碰個案的身體時，可以分辨增強和削弱的情緒。情感面的疼痛有一種美麗的深度，可以作爲療癒的仲介。如果你覺得個案在自憐自艾或在有罪惡感等情緒化的夢境中迷失，請他睜開眼睛並看著你的眼睛。透過這種干預方式將他帶回到當下，將時間凝定於此刻。

5 靈性層面

靈性的診斷最爲困難，我個人在這個部分沒有經驗。靈性遠遠超出心智所能理解的範疇，面對不可思議、無法思量的處境時，需要格外小心。如果個案在治療過程中經歷靈性現象或出現精神危機，尋找後續可以支持他的人，例如在你所處的區域，你能夠聯繫到的靈性導師或教師。

訓練感知力

感知力的訓練就是一切。古老的印度譚崔冥想認爲「注意力落下之處即爲能量升起之處」，可以用一個簡單的實驗來證明這一點。將你的眼睛閉上一會兒，並做幾個深呼吸，放下過去的緊張，放鬆，進入當下這一刻。感覺你的身體、你的呼吸，強烈地意識到你身處何地。

現在，將注意力放到你左手小指指尖，忘記所有一切。感覺指尖一陣子，然後開始在那裡面增加能量。想像靈氣能量往你小指的方向移動並充滿其中。接著感覺這股能量從你的小指發散出來。這感受可能會很強烈，或者你可能會見之充滿了光和能量。當你覺得小指有靈氣能量的脈衝時，將它擺放到身體需要被關注和關愛的部位。你會驚訝於這隻小指變得多麼強大了。你只能在有所覺察時這麼使用。

學習病腺的第一步

以此訓練你雙手的敏感度：

感覺能量

雙手輕柔地摩擦一分鐘，將專注力放在摩擦所釋放出的熱力和能量。現在，非常緩慢且輕柔地將手分開，直到雙手彼此相距約三公分。你能感覺到雙手之間的能量嗎？你感覺到的是熱力、刺痛，或是一股磁吸力？維持這個動作片刻，然後再移開雙手直到相距約六公分時，再次停留一至兩分鐘，接著繼續拉開雙手距離。每當你覺得距離太遠時，就停下來並感覺。當你到達無法感覺雙手之間能量的位置時，便慢動作地再一次靠攏雙手一些，接著再度停住，然後再靠攏雙手，直到兩隻手掌碰觸到彼此。維持雙手合掌姿勢幾分鐘，感覺你的雙手充滿能量且是敏感的。

規律地進行這項練習……。

當你已熟悉手中的靈氣能量時，與另一位靈氣施作者一起做此練習。

坐在一起感覺靈氣的練習

彼此面對面坐著，將你的手掌對著夥伴的手掌。一分鐘之後，將彼此雙手分開約三公分。繼續上述的練習動作，漸漸拉開你和夥伴雙手的距離，每隔一段時間就停住。再將雙手漸漸靠近你的夥伴，直到掌心再次相觸作爲結束。維持彼此掌心接觸幾分鐘。

站在一起感覺靈氣的練習

接下來，你與夥伴站在彼此的對面，從掌心相觸開始。現在，慢慢地遠離彼此，創造大約九十公分的距離。延伸兩隻手、掌心對掌心，感覺對方的能量。感覺將你們兩個分隔開的空間，也感覺你的能量體碰觸他能量體的地方。隨著你的練習，移動離開你的夥伴越來越遠。每次感知到出現一個變化時，就停住並體會。如果你來到一個再也無法感覺到夥伴的位置時，停下來然後逐漸地靠近彼此，直到再次建立起連結。從這個位置慢慢地朝向你的夥伴移動，直到你們的雙手相觸。

以更遠的距離感受能量

在下一次練習時，實驗看看是否可以拉開更遠距離、但仍能感覺到夥伴，直到你站在房間的一側、而夥伴站在另一側。再緩慢地靠近彼此直到掌心相觸來結束這項練習。

現在你知道如何去感受人的能量，再以動物和植物來做做實驗。在你練習一段時間之後，用無生命的物件來繼續練習。手上拿一顆蘋果，然後感覺它的生命能；感覺一棵已長成的樹以及它生長的地方，感受太陽與月亮照在樹上，雨水和肥料對樹的滋養。現在，感覺這顆蘋果是否對你有益？用所有你吃的食物來做練習。水果和蔬菜對你有益嗎？那麼海鮮和肉類、奶製品和穀物呢？飲料和甜食又是如何的呢？

進階技巧

幾年前，我注意到自己可以從「內部」感知到個案的身體，這讓我對病腺的理解往前一大步。第一次發生時，我正用雙手的食指、中指和無名指輕握著個案的雙腳，觸碰著兩隻腳的內側。忽然之間，我同時感知到個案整個身體（正如你用手包圍著整顆蘋果來感覺其形狀的方式一樣），我感覺到的不只是他身體的外部，也能感覺到他身體的內部。我能感覺到他的雙腳、雙腿、內臟、背部、頭部、頭髮……，我能感覺哪邊的能量移動自如，哪邊則受到了阻礙。有問題的部位感覺起來像光體中的黑點，如同銀河裡的黑洞。

我的個案證實了我的感受，我也開始關注用新方式來療癒的人。

這個歷程對我個人極具價值，這幫助我獲得這條道路上的正確方向。我意識到自己只在心神處於特定的冥想狀態時，才能用這種方式工作。這種狀態不需要在治療時靜坐幾個小時，或成爲一位偉大的瑜伽師。首要關鍵便是集中心念。當你觸碰個案時，全然地與他同在，別讓你的心意在別處流連。百分之百地處在當下，百分之百地觸碰著！給予個案你擁有的一切，允許一個無條件的愛的空間。他所是的樣子就是完美的，即便他病得很嚴重。此刻一切俱足，只在此刻生命眞實發生……

我一直以來的經驗是，觸摸個案身體的任何部位時都可能發生內部掃描。但身體有四個部位，對於從未經驗過的人來說特別容易做到。

1. 掃描腳踝下方

將雙手手指放在個案兩隻腳踝和腳跟之間的凹陷處❷。輕輕彎曲你的手指，讓指尖停留在個案的腳上。指尖是極爲敏感的，那是許多神經和主要經絡的末梢終點。這種練習方式能讓指尖更加靈敏。很多人已學會只用手掌施予靈氣，這將爲你的工作增加極大樂趣。施加一點點壓力，可以到稍微壓下皮膚，並保持雙手放在這個地方不移動。

2. 掃描延髓

請你的個案平躺。當他找到一個舒適的姿勢後，將你的手滑到他的頭下方，你的手指放在他的延髓（脊椎進入顱骨之處）之下。輕輕彎曲你的手指，放置在這不做任何移動。

3. 掃描太陽穴

將雙手手指彎曲，停放在個案眼睛後方的太陽穴上❸。

❷約莫位於距下關節與脛距關節附近。
❸「眼睛後方」指的是眼尾後方。

4. 手碰手掃描

將指尖放在個案手掌的中心，手指有一點點彎曲地放置在那裡不動。另一種替代方式是將個案的單隻手或雙手放在你的手中並握住。

初級掃描練習

在你從內部掃描個案的身體之前，先練習掃描自己的身體。

感覺整體

躺下來，閉上雙眼，確定你在這十分鐘之內不會被打擾。從內部去感覺自己的身體。現在不注重身體的個別部分，感受這個全身「皮囊」的一體性，你可能會得到一個內在的身體「影像」，亦或感覺到其完整的整體。

深入細部

躺下來，閉上雙眼，確定你在這十分鐘之內不會被打擾。在這個練習中，你將傳送意識進入自己身體的每一個部位，一次一個部位。先從慣用手開始。感覺每根手指頭，從拇指開始，然後從食指移動到中指、無名指再到小指。現在感覺你的手掌，你的手背和手腕，然後以整隻手爲一個單位。在非慣用手重複一次。回到你的慣用手臂，從手腕開始感覺到前臂，然後從手肘到肩膀。在非慣用手臂上重複一次。

現在移至你的右腿，然後左腿，以此類推，直到涵蓋了整個身體。在你再次回到「現實世界」之前，給自己十分鐘的時間。

內部掃描

我發現內部掃描技術取向有兩種方式。首先是一次性地感知整個身體的全部。當你看到一個物體，除非是極其複雜的，你的心能完全地感知並瞭解它。當你看著一顆蘋果或桌子時，你能知道它整體樣貌。同樣的技巧可以用於看見個案。人類的頭腦爲了不被訊息淹沒，習慣將複雜的事物分門別類。我們將所見事物切分爲瑣碎且可以理解的片段。你可能看著個案的頭部，然後在心智上將它和身體其餘部位分隔開來。在談話時這可能是個有用的工具；但治療一個人時，以整體性來看待他是更有幫助的。身、心和靈爲一個單位，也需要被如此對待。

內部掃描——感知身體的整體

當你初次見到個案，在握手時把注意力放在任何你能感覺到的一切。他的手握得有力或無力、有自信還是沒安全感、是溫暖或者冰冷的呢？你會立即取得與個案相關的非語言訊息，這些是無法透過談話蒐集的。注視著他的眼睛、留意他的皮膚色澤、呼吸和動作，是輕柔的還是僵硬或唐突的呢？他怎麼走、怎麼坐？

他是專注的、還是心不在焉？他是情緒混亂的、還是泰然自若的？詢問關於他的生活和生活方式，以及爲何他來見你之類的標準問題。

當他躺著的時候，看著他身體躺在那裡的樣子。他兩邊的肩膀一樣高嗎？有一邊比另一邊高一點嗎？他的頭部和頸部的位置是怎麼樣的？雙腿呈現等長並且以同樣狀態擺放著嗎？這一切都將提供你關於他身體和心智大致狀態的訊息。

在心中記錄下任何你所看到和感受到的，然後開始進行掃描。首先將雙手放在上述建議的五個身體部位❹之任何一個。

將個案的身體視爲一個完整的單位來進行感知，而非分割爲不同部位。感受它的全貌。

❹指這個段落文有提及的五個身體部位，分別是手、肩膀、頭、頸、腿。

內在掃描——分析所有的部位

現在來到第二種方法。具備一些解剖學知識有助於成功實踐之。如果你對自己的知識沒把握，取得一本關於人體解剖的好書，並在使用這項技術之前仔細研讀。從將雙手放在上述建議的四個身體部位❺之任何一個開始。現在，讓你的意識進入個案的頭部，從頭的內部開始感覺。

感覺大腦的複雜性。感覺到大腦的思想和空洞。感受到腦半球與其功能，理性和直覺，線性和抽象的。感覺大腦的解剖結構，那是什麼樣子？你看到或者感覺到任何阻塊嗎？你領會到破壞性的思維模式嗎？如果是的話，記下來或寫下來，稍後若覺得適當可以跟個案分享這些訊息。

現在將感覺移向眼睛、耳朵、鼻腔、鼻竇等等。感覺身體的每一個部分，不讓你的心神遊蕩到其他地方。從內部掃描了個案的頭部之後，再向下移動掃描喉嚨。接續是胸部和背部、重要器官、腹部和下背部，最後是腿和腳。

天與地呼吸法

熟練了上述的兩種技術之後，可以將之加到你的療程來增添豐富性。你的個案會愛上你的手！

呼吸法

舒適地坐著並將雙腳放在地面上。做幾次呼吸，將過去和未來拋在腦後。處在此時此刻。同時透過你的鼻子、頂輪和腳底來呼吸。將呼吸往下帶到丹田（位於肚臍下方兩或三指幅之處）。

吸氣時，想像天的能量經由你的頂輪而注入，以及地的能量透過你的腳底而

---

❺ 四個身體部位，可以是「進階技巧」提及掃描四個身體部位：腳踝下方、延髓、太陽穴、手掌中心；也可以是上一段落提到的肩膀、頭、頸、腿。在實務上這些地方都可以進行。

進入。在丹田屛氣數秒，再用嘴吐氣。當你吐氣時，想像天與地的能量都流入了個案的身體，以宇宙原力「靈氣」滋養著他！

血液交換法

血液交換法（Ketsueki Kokan）是林博士做爲二級靈氣的主要技術，雖譯爲「血液交換」，但涵義是「血液循環」。因爲這個字義複雜，日本靈氣施作者通常把這項技術稱爲「Keko」。林博士建議在每次治療的最後使用這項技術，這段療程步驟比較長，請多加練習。個案會因此喜歡你！

1. 以慣用手的拇指和食指將力量符號推入到頸椎第二節（C 2）。

2. 檢查個案脊椎的位置。

3. 用食指和中指摩擦脊柱的兩側，從第一頸椎到腰椎，緩慢且小心地摩擦兩

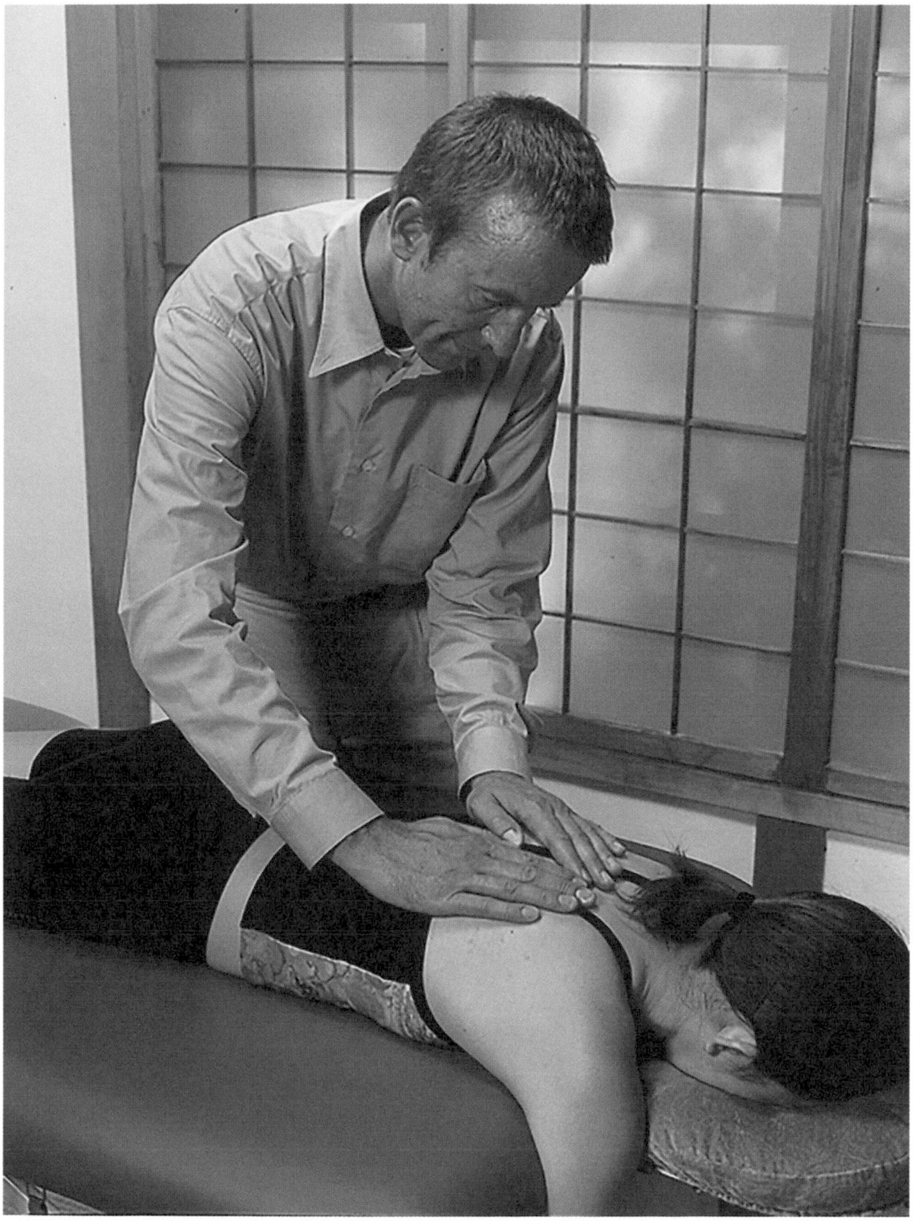

或三次。

4. 熟悉個案的脊椎之後，強而有力的摩擦二十次。

5. 以慣用手的大拇指和食指將力量符號推入腰椎第三節（L3）部位。

6. 將身體的上半部分爲五個區塊。第一區塊，從脊椎側邊到雙肩，然後往下至上臂，摩擦四或五次。

7. 第二區塊，從心臟到身體兩側，摩擦四或五次。

8. 第三區塊，從太陽神經叢往下到較低的肋骨處，摩擦四或五次。

9. 第四區塊，從下背到身體兩側，摩擦四或五次。

10. 第五區塊，從臀部到髖部，摩擦四或五次。

11. 現在，用另一隻手穩定個案，以慣用手掌心橫向摩擦腰背部十次。

12. 一隻手穩定個案，另一手則從他的右腿髖部外側摩擦到腳踝後出去，兩或三次。

13. 在個案的左腿重複同樣的作法。

14. 一隻手穩定個案，另一手從他的右腿髖部後側摩擦到腳踝後出去，兩或三次。

15. 在個案的左腿重複同樣的作法。

16. 一隻手穩定個案，用另一手從他的右腿髖部內側摩擦到腳踝後出去，兩或三次。

17. 在個案的左腿重複同樣的作法。

18. 現在，當你用右手從腳踝延伸腿部時，用你的左手推個案左大腿的根部（請見第一一四頁照片）。

19. 在個案的右腿重複同樣的作法。

20. 療程結束，用你雙手掌橫向輕拍打整個身體的背面。從雙肩開始、往下到肋骨、再到下背和臀部。

21. 從個案的右腿髖部外側沿著腿部往下輕拍打到小腳趾的外側。

22. 在個案的左腿重複同樣的作法。

23. 從個案的右腿髖部後側沿著腿部往下輕拍打到腳底，再到腳趾尖。

24. 在個案的左腿重複同樣的作法。

25. 從個案的右腿髖部內側沿著腿部往下輕拍打到大腳趾的內側。

26. 在個案的左腿重複同樣的作法。

技法完成。

在這項治療完成之後，確保個案有十五分鐘的時間準備回到現實世界。

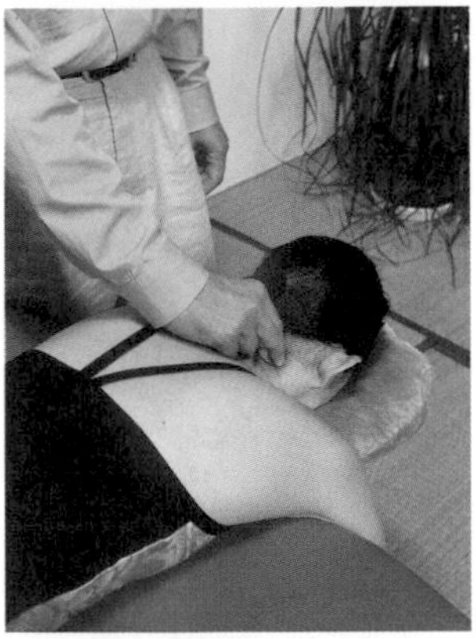

1. 以慣用手的拇指和食指將力量符號推入到頸椎第二節

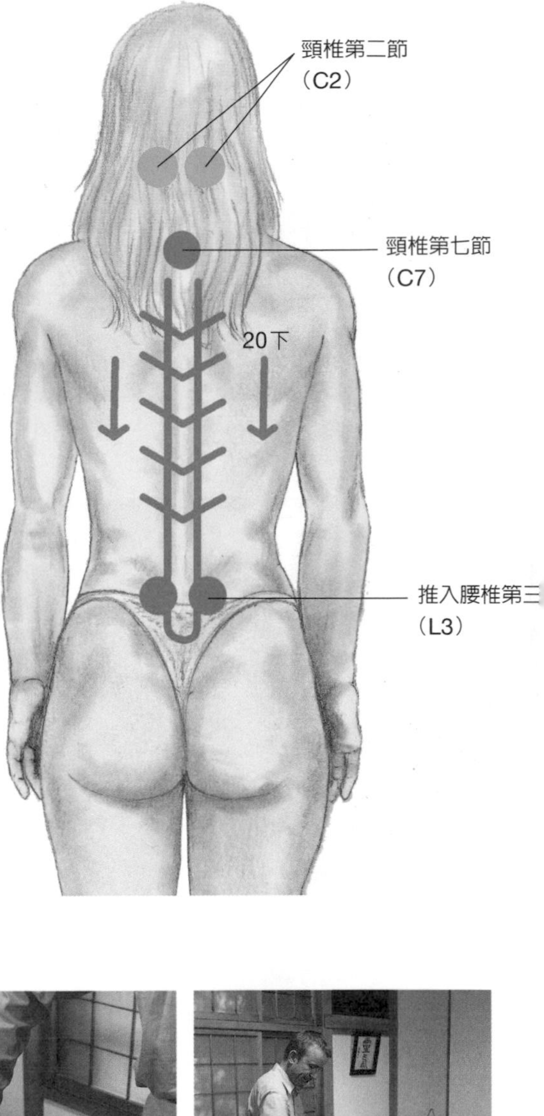

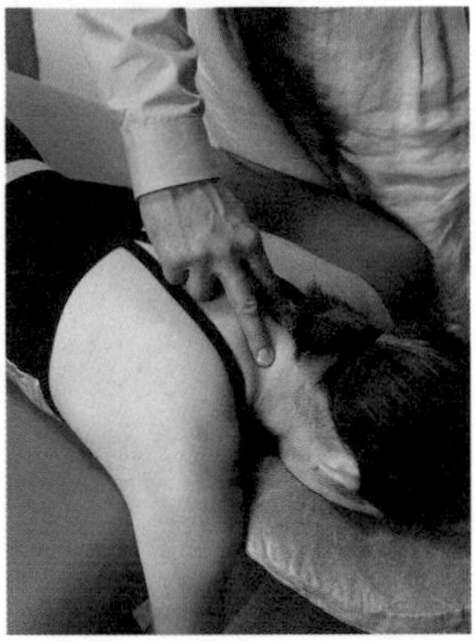

2. 用食指和中指放在靠近頸椎第七節

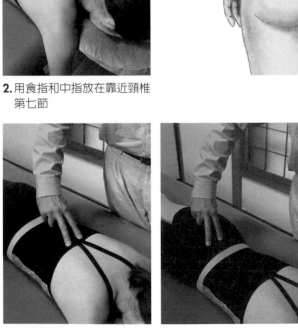

3. 沿著脊椎強往下摩擦

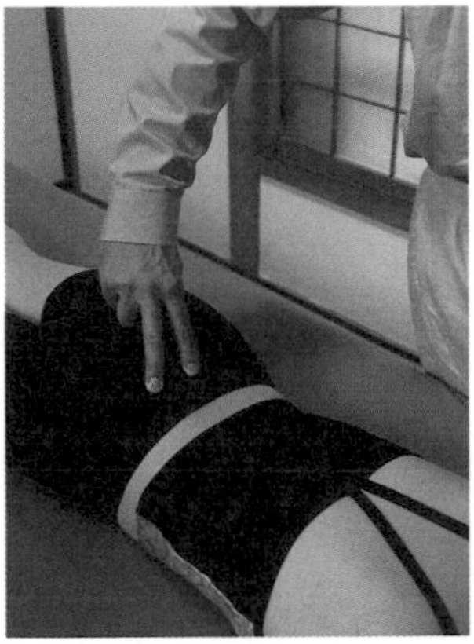

4. 直到薦椎上方腰椎第三至第五節（L3至L5），二十次

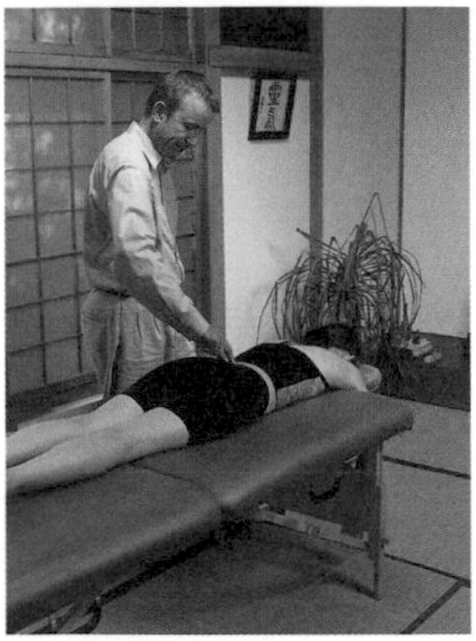

5. 將力量符號推入腰椎部位，大致在第三節

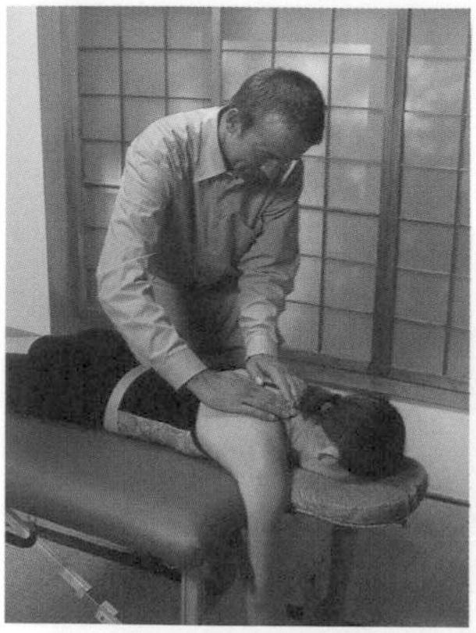

6. 沿著脊椎往兩側肩膀向下摩擦

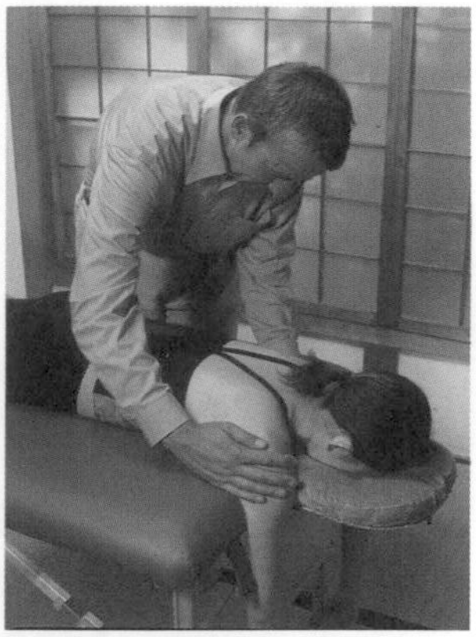

7.……再向下到上手臂

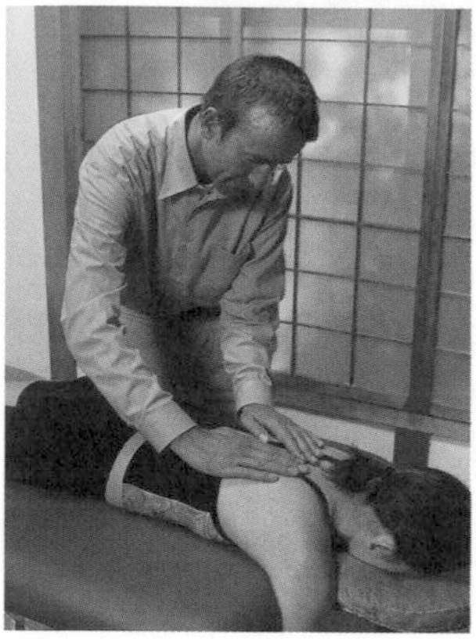

8.……向下從心臟摩擦

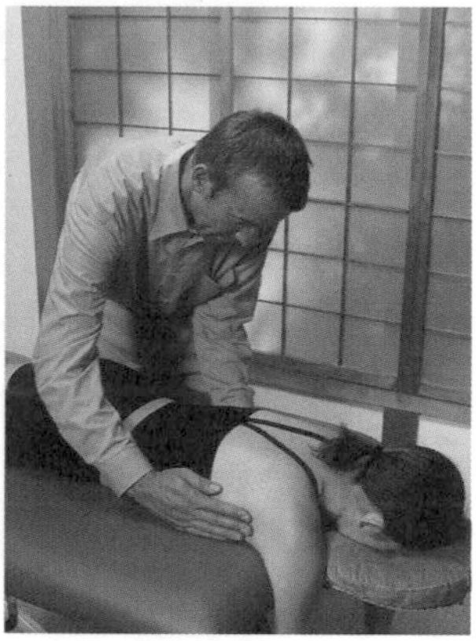

9. 到身體的側邊

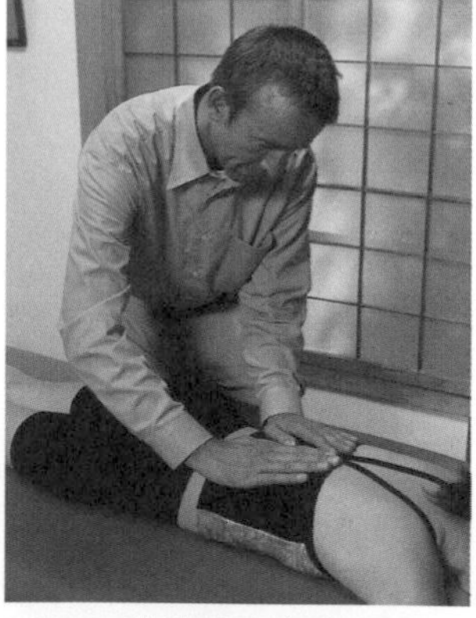

10.……從肋骨下方的脊椎

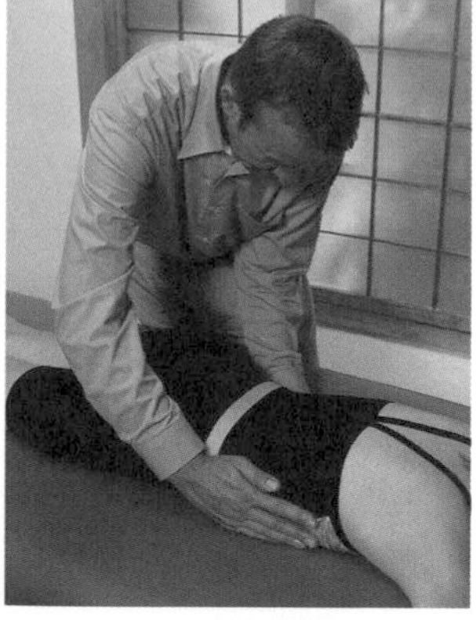

11.……向下到身體兩側

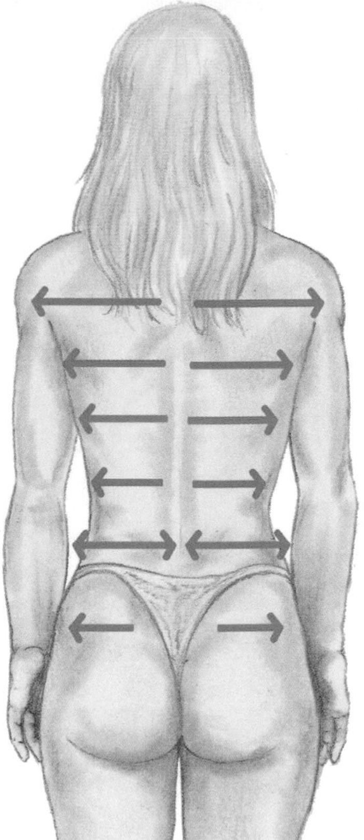

希塔療癒

世界最強的能量療法

作者／維安娜・斯蒂博（Vianna Stibal）
譯者／安老師（陳育齡）
定價 620元

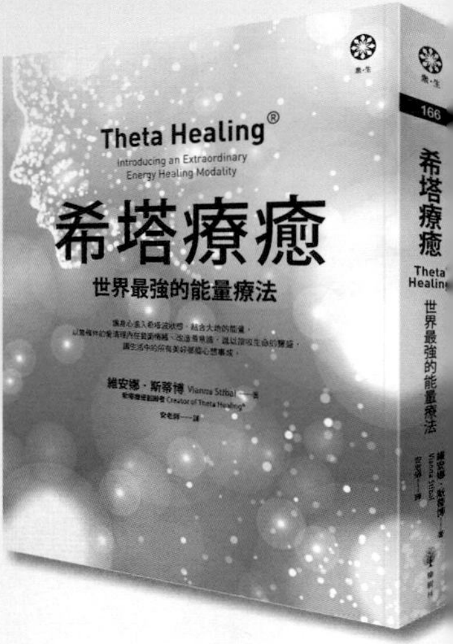

等了14年，中文版終於上市！
全球多達152個國家採用此療法！
擁有超過60萬名的療癒師！
能量療癒界的佼佼者・全球知名暢銷書・長銷不墜！

希塔療癒透過意念冥想的力量，結合靈性的科學，而創造無所不能的夢想。作者認為人類的頭腦處於希塔波（θ波）的狀態，是最適合讓意念起作用而達到身心靈療癒的目的。本書教導如何立即改變內在的任何負面想法、如何和一切萬有造物主的能量及最高的愛作連結，並進而達到身體、精神、情感和靈性的改造。

希塔療癒能解決生命不同層面的課題，舉凡婚姻、健康、金錢、社會關係等，都有開解的方法，本書收錄台灣不同的見證實例，讓同處於困境的你，找到一個明朗的出口！

之手2：光之顯現

一個人療癒之旅・來自人體能量場的核心訊息

／芭芭拉・安・布藍能（Barbara Ann Brennan） 譯者／心夜明
1200元

量領域聖經《光之手》系列作！
销不墜近三十年的療癒新典範！

達三十三萬字的扎實內容，銜接理性科學與靈性療癒、且在深
度廣度上皆較《光之手》有擴展；書中亦充滿了源自作者芭芭
親身經驗和實踐的深刻見聞與智慧，提供許多用於自我覺察與
癒的方法，是一套強有力的靈性成長工具。

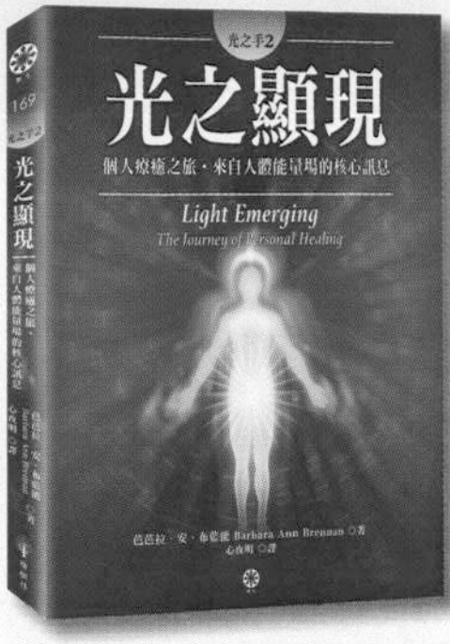

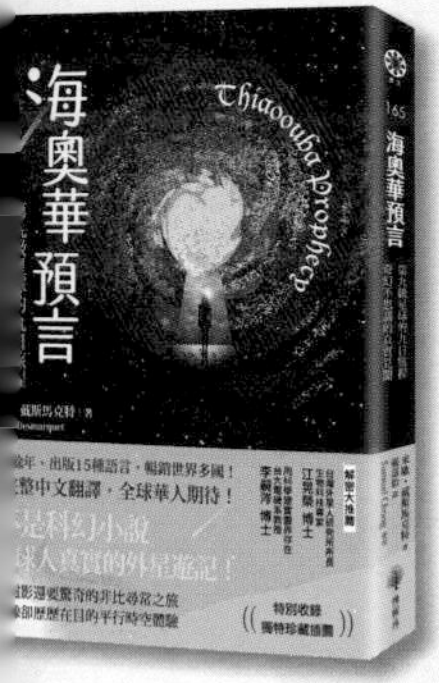

海奧華預言

——第九級星球的九日旅程・奇幻不思議的真實見聞

作者／米歇・戴斯馬克特（Michel Desmarquet） 譯者／張嘉怡
審校／Samuel Chong 定價 400元

「一道神秘的天外之光，即將引領世人朝向心靈醒覺！」
Youtube「老高與小茉」「曉涵哥來了」談書解密

內容看似令人驚歎的科幻小說，卻是如假包換的真實見聞——作者米歇受到外星人「濤」的神秘邀請、去到金色星球「海奧華」，並將其見聞如實記錄成書、廣為流傳，讓讀者對「生命」、「靈性發展」及「科技文明」之間的關係有更深度省思。

望的力量

一成功者的致富金鑰・《思考致富》特別金賺秘訣

／拿破崙・希爾（Napoleon Hill） 譯者／姚怡平
350元

說成功學一定要又厚又重？
一本，沒有數十萬字的「偶包」！

書不僅集結《思考致富》的精要內容，更從中提擷出贏家掛保
的「五大金賺秘訣」，幫助你的想法、心態在行動之前就能對
成功與財富，從根本著手、翻轉人生，是拯救你跳脫貧窮深
幫助你快速點石成金的致富聖典！

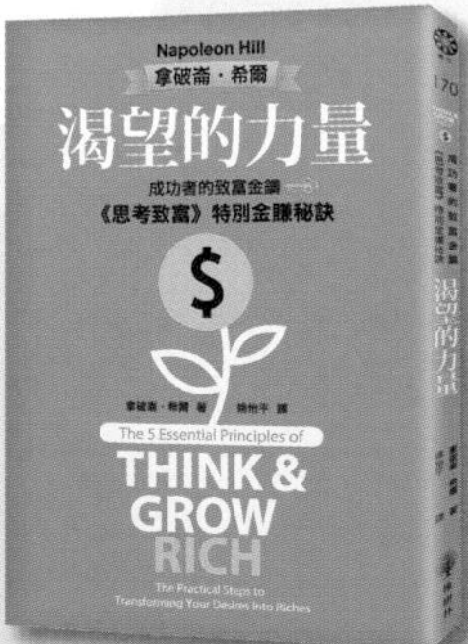

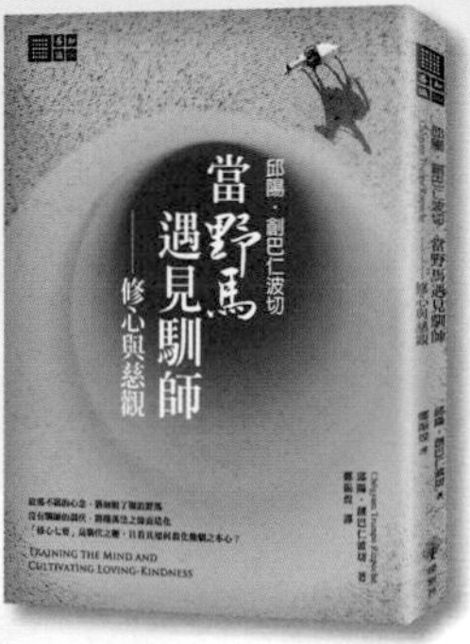

邱陽創巴仁波切　當野馬遇見馴

——修心與慈觀

作者／邱陽・創巴仁波切（Chogyam Trumpa）　譯者／鄭振煌
定價350元

小心！
這本書可能會威脅到你的自我！

本書是根據切喀瓦・耶喜・多傑(Chekawa Yeshe Dorje)的七要根本法本》所講述的法要，裡面總攝五十九條口訣，些口訣，行者能夠在上座期間作觀修，也能夠於日常生活對境而修心，轉煩惱成菩提。這些口訣能調伏我執，培養與慈悲心。

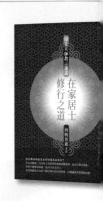

在家居士修行之道

——印光大師教言選講

作者／四明智廣
定價320元

本書將提供在家居士佛法修行的切實指導，
以圓滿世出世間的功德！

本書是作者以印光大師的教言對在家居士的開示。書中從《印光法師文鈔全集》裡擇取做人的根本、教育孩子、女學養成、求子之道、面對病魔等篇章，並有更上一層的對治我執、開發心性等主題，讀者從中可以讀到印光法師以普世道理結合念佛與修行。

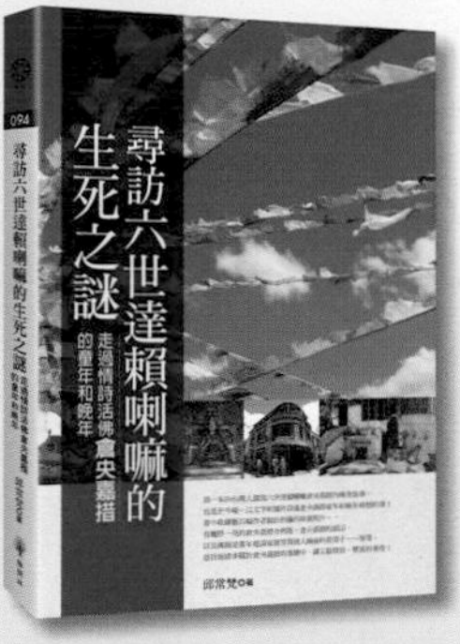

尋訪六世達賴喇嘛的生死之謎

——走過情詩活佛倉央嘉措的童年和晚年

作者／邱常梵
定價450元

第一本！由台灣人撰寫六世達賴喇嘛的傳奇故事

六世達賴喇嘛倉央嘉措，是西藏歷史上最受爭議、褒貶不教領袖，他的一生充滿傳奇，且在華人讀者之間討論特別本書作者克服萬難，通過層層檢查關卡，兩度深入倉央嘉園達旺，不僅揭開其地的神秘面紗，更以豐富精采的照片者同遊詩人活佛的故鄉！

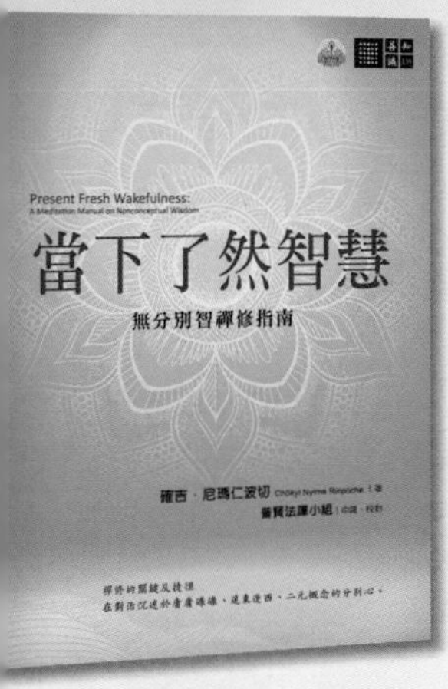

當下了然智慧

無分別智禪修指南

作者／確吉．尼瑪仁波切（Chokyi Nyima Rinpoche）
譯者／林姿瑩
定價360元

禪修的關鍵及捷徑
在對治沉迷於庸庸碌碌、追東逐西、二元概念的分別心。
本書讓你一刻不遲，真正活在覺醒的當下。

本書是西藏禪修大師確吉．尼瑪仁波切（Chokyi Nyima Rinpoche）於一九九七～一九九八年間，在幾場重要的開示裡所整理出的心性引導精要。佛，是心的本質，心能了知快樂與痛苦；這份了知的本質或特性，就是覺醒的力量，心能覺知的本性，使得它周遍無礙。仁波切曾慈悲開示：「我們應當了解如何區別本具智慧與二元分別心。若我們腦中滿是凡俗念頭，卻自以為安住本然心性，則終將枉然。」

延伸閱讀

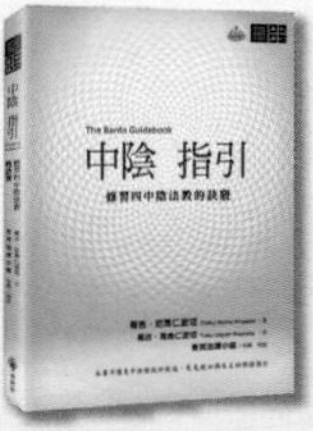

中陰指引：
修習四中陰法教的訣竅
定價350元

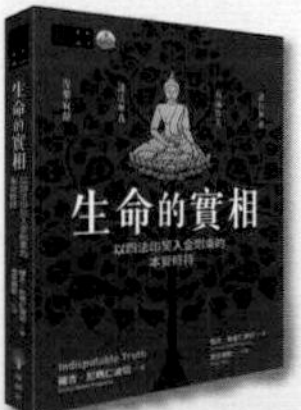

生命的實相：
以四法印契入金剛乘的本覺修持
定價360元

橡樹林全書系書目
橡樹林好書分享
橡樹林

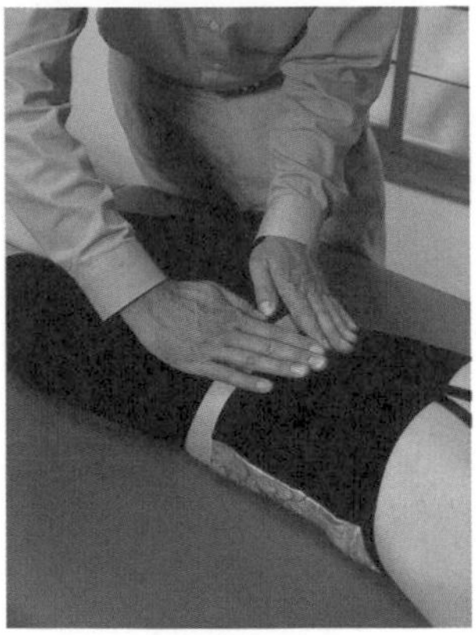

12.……從下背部

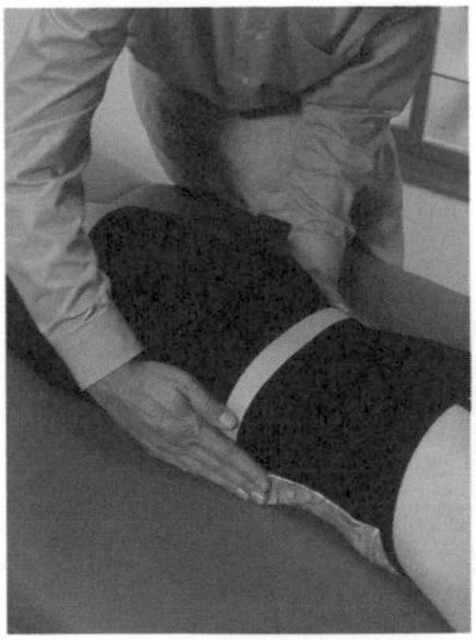

13.……到兩側

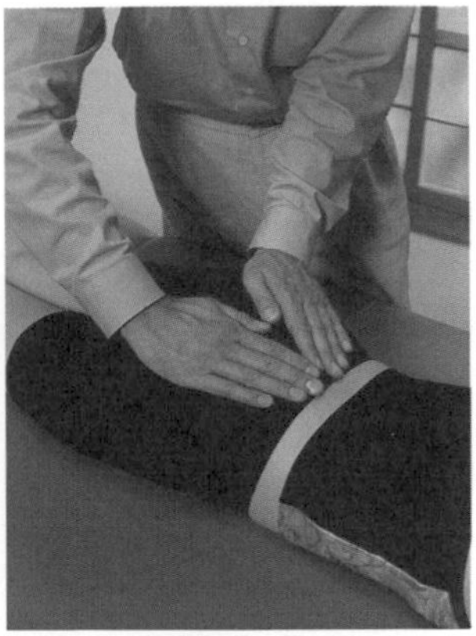

14.……從臀部

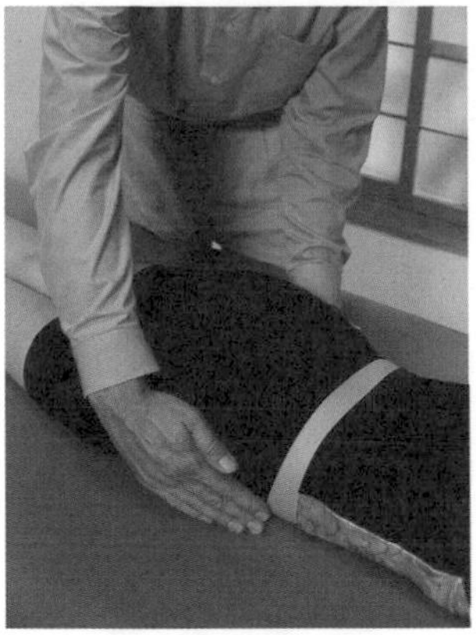

15.……經過髖部到兩側

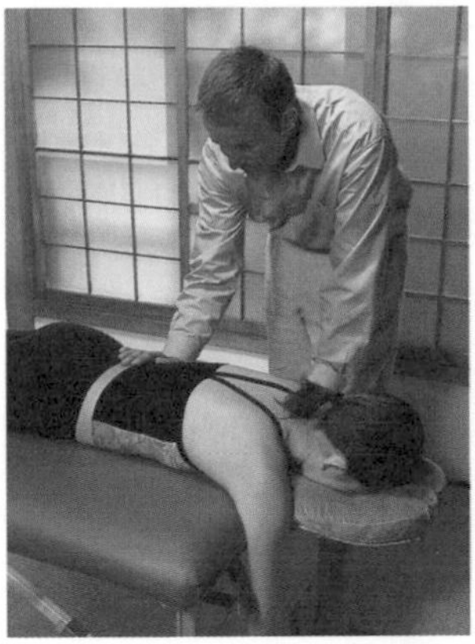

16. 一手穩定個案，另一隻手橫向摩擦腰背部

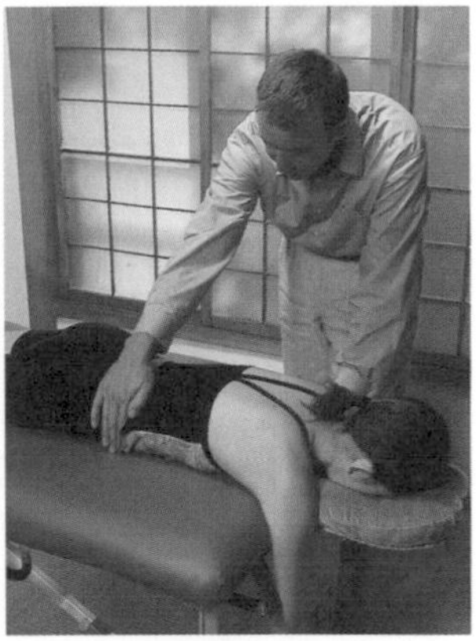

17.……從一側

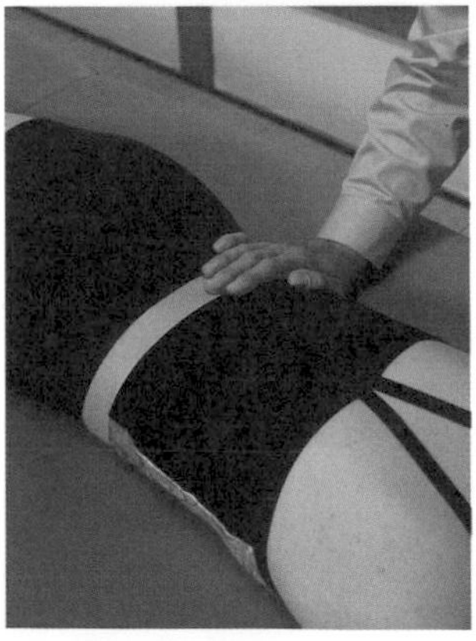

18.……到另一側，十次

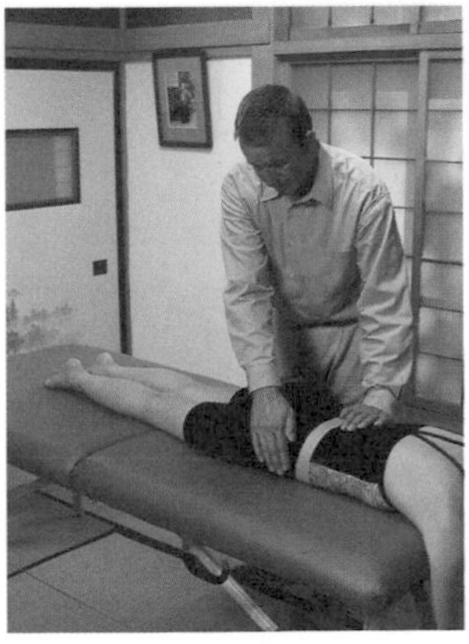

19. 一手穩定個案，用另一手從髖部外側

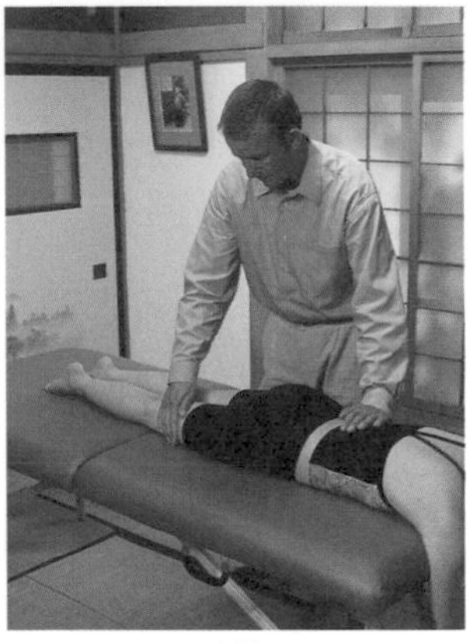

20.……經過膝蓋

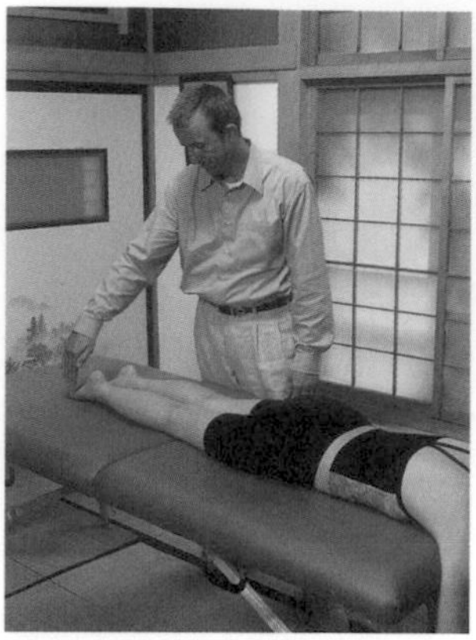

21.……經過腳踝，二或三次

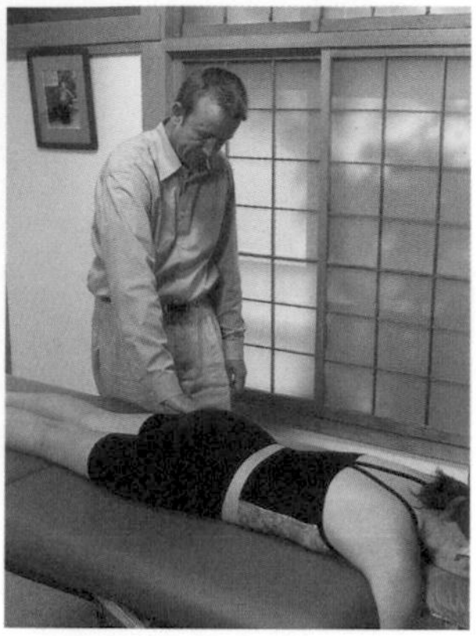

22. 重複於另一側，從大腿上方

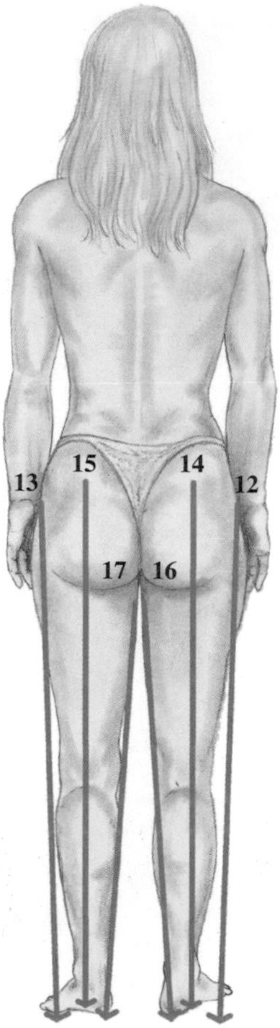

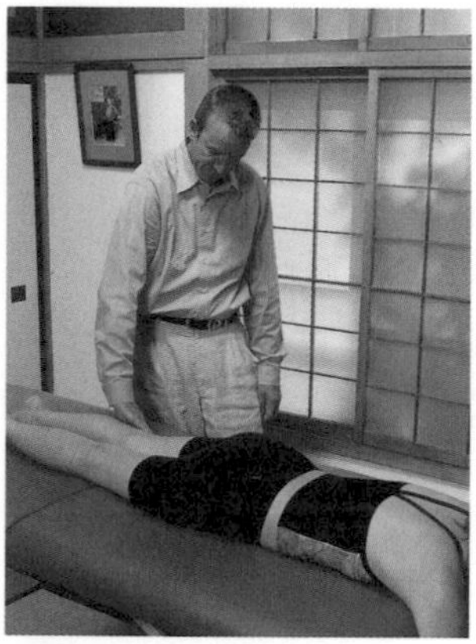

23.……經過膝蓋

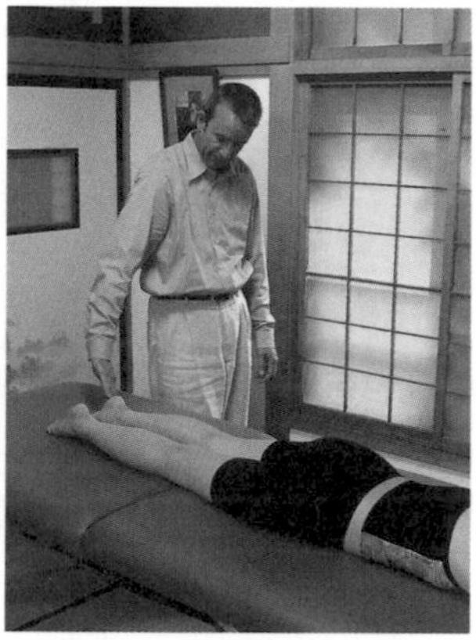

24.……經過腳踝，二或三次

＊此圖號碼請對照第 106 至 107 頁

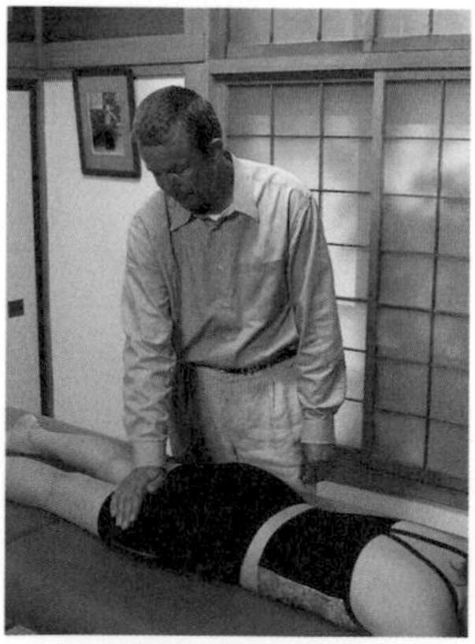

25. 在大腿上方頂端重複

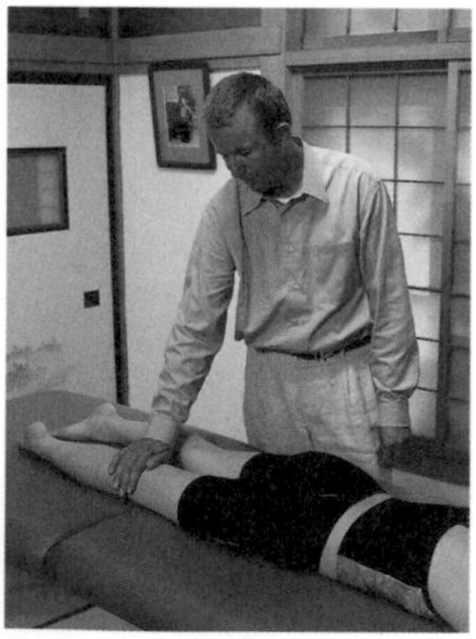

26.……經過膝蓋

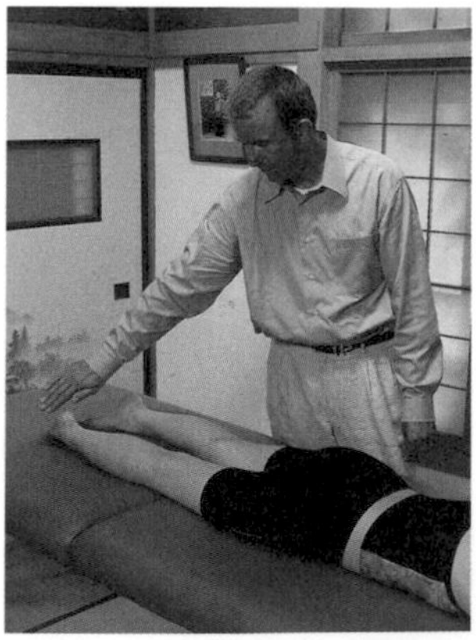

27.……經過腳踝

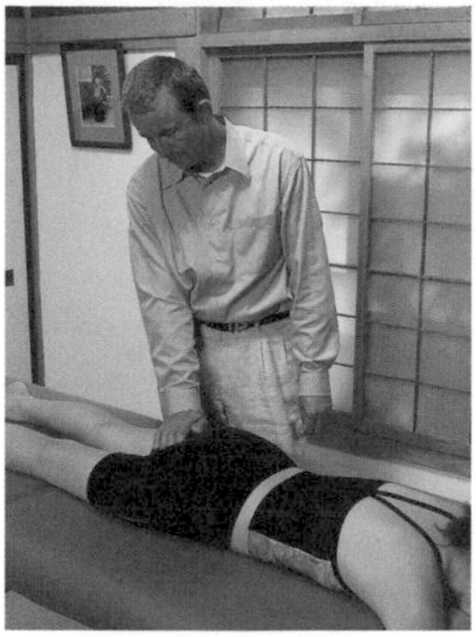

28. 重複於另一邊，從上方

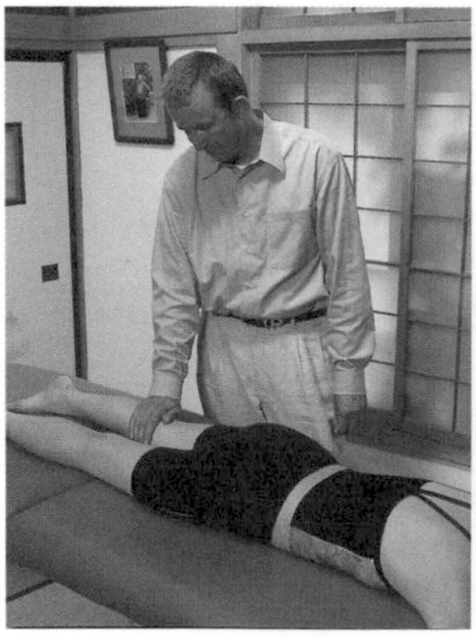

29.……經過膝蓋

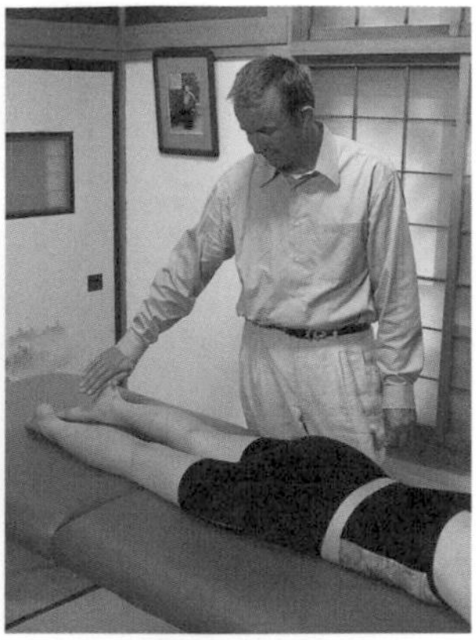

30.……經過腳踝

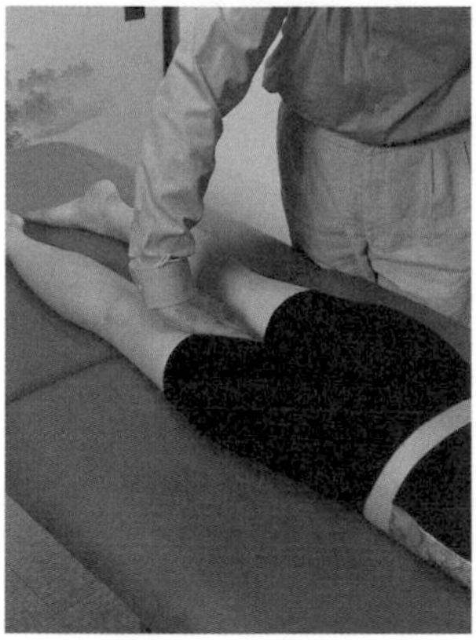

31. 重複於一大腿內側，從上方

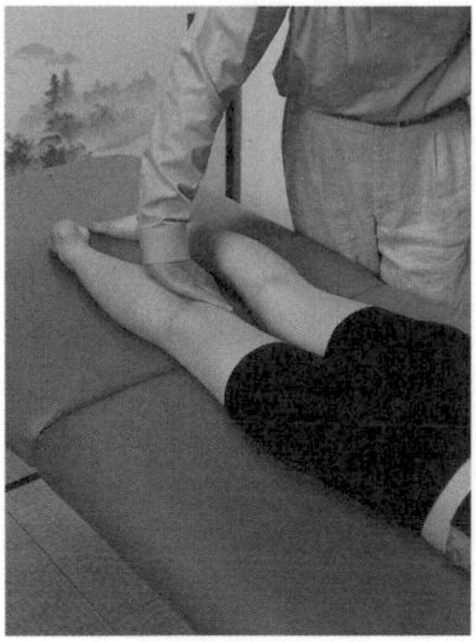

32.……經過膝蓋

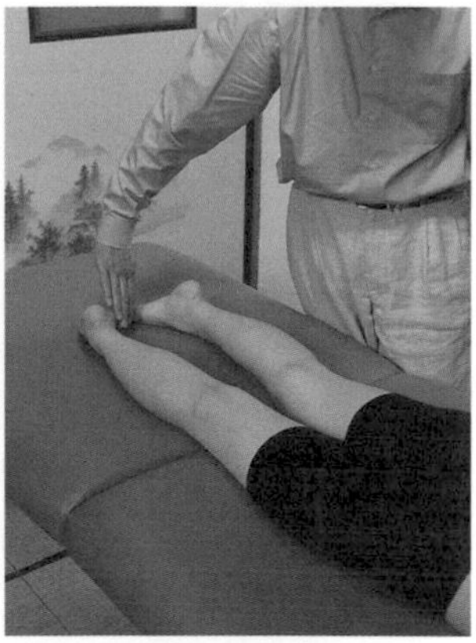

33.……經過腳踝

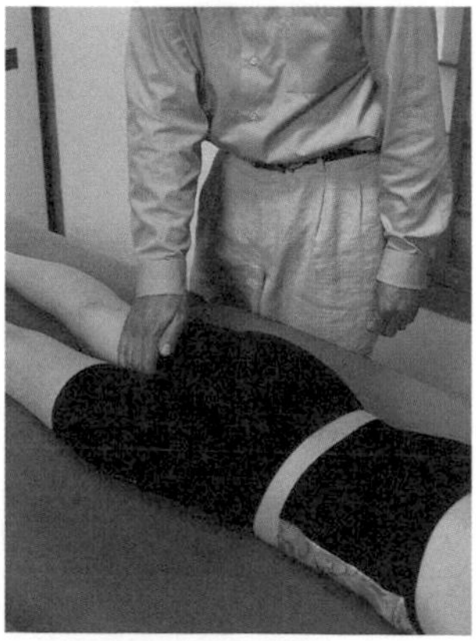

34. 重複於另一條腿的內側，從大腿上方

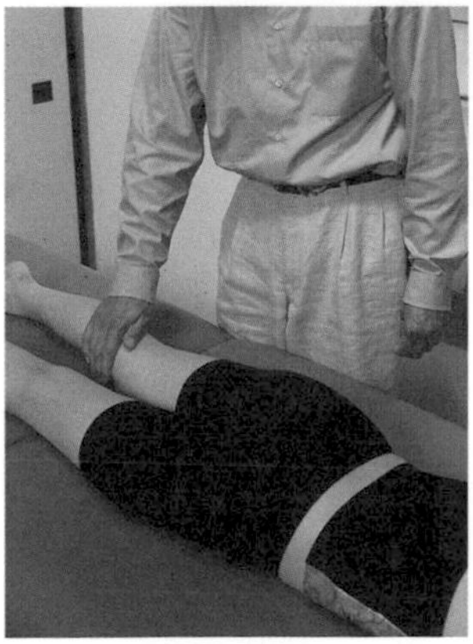

35.……經過膝蓋

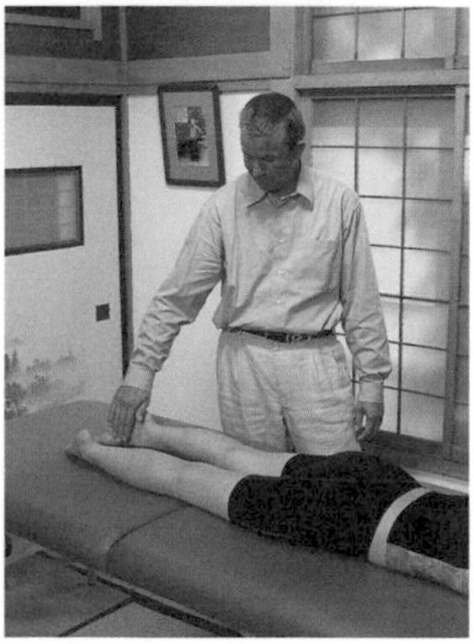

36.……經過腳踝

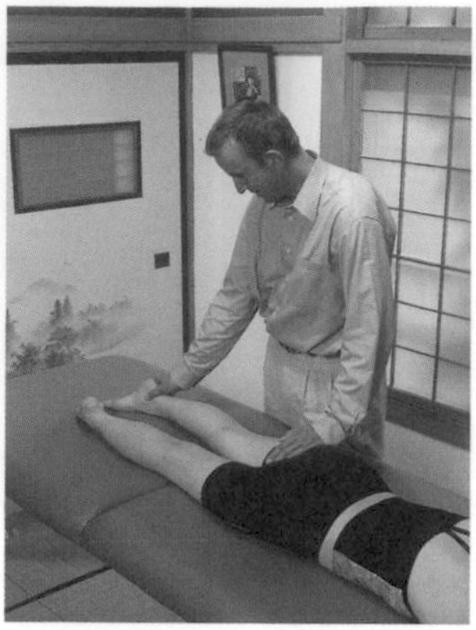

37. 用右手延伸腳踝時，用左手推大腿根部

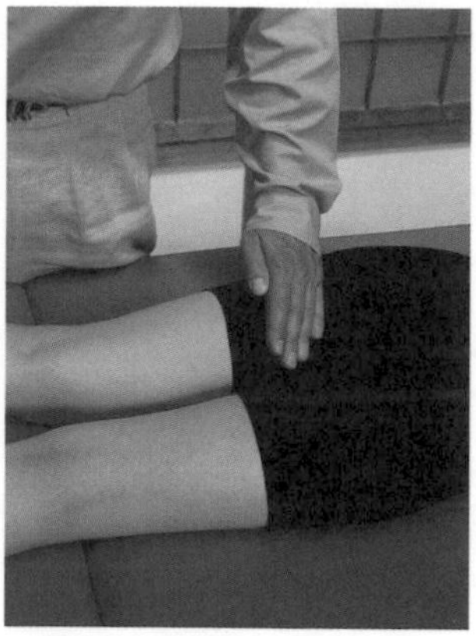

38. 左手手位置於大腿根部上

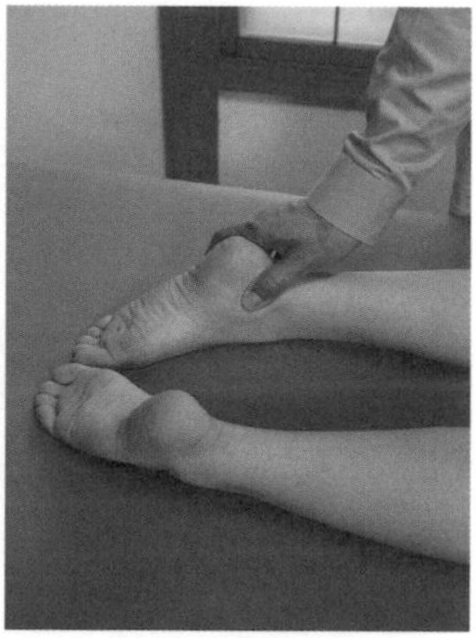

39. 右手手位置於腳踝上

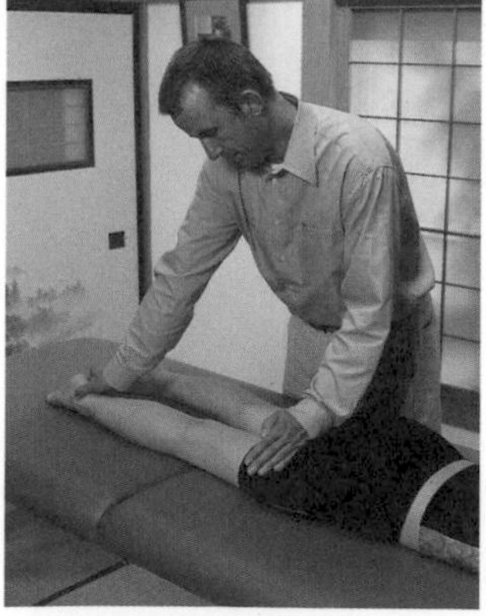

40. 在另一邊重複動作

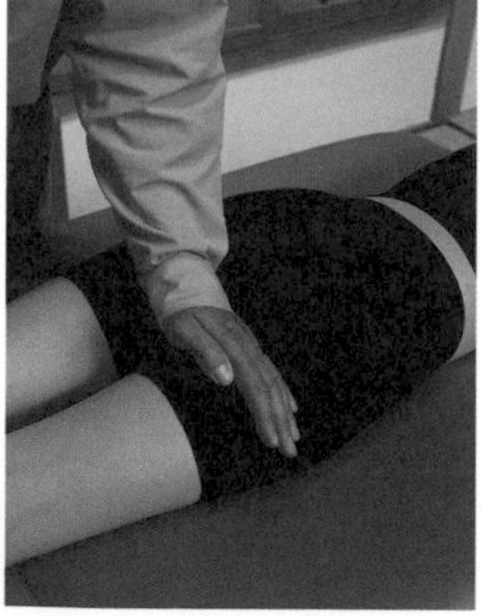

41. 左手手位置於大腿根部上

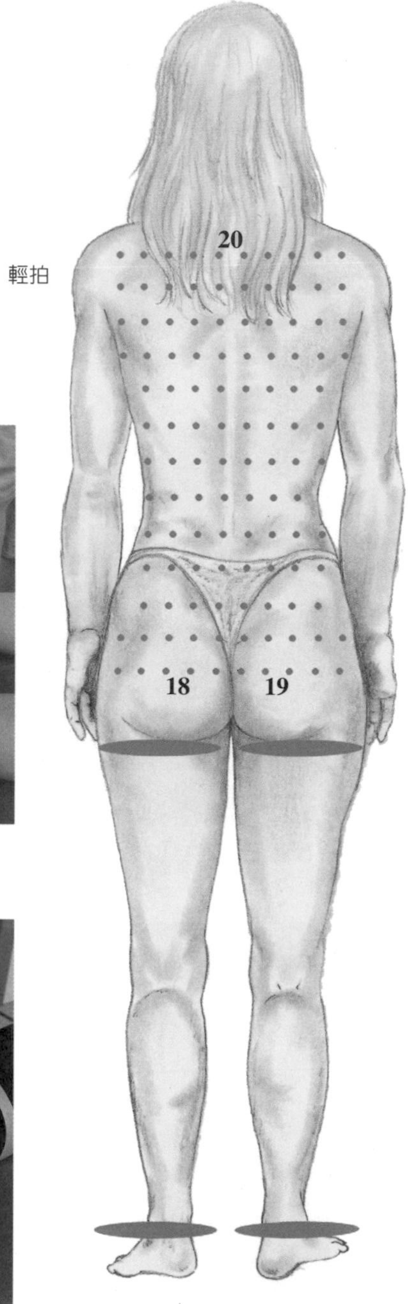

＊此圖號碼請對照第107頁

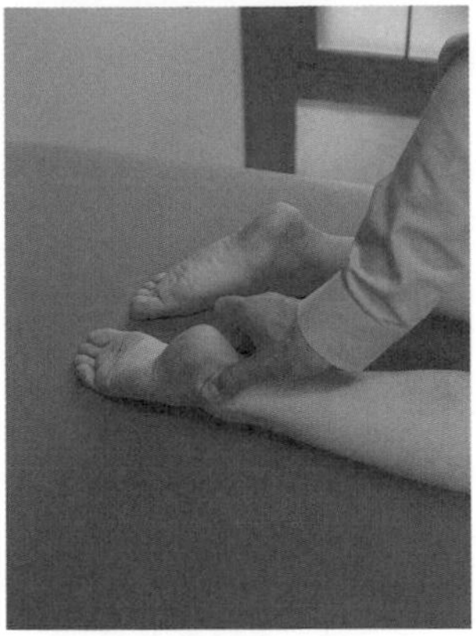

42. 右手手位置於腳踝上

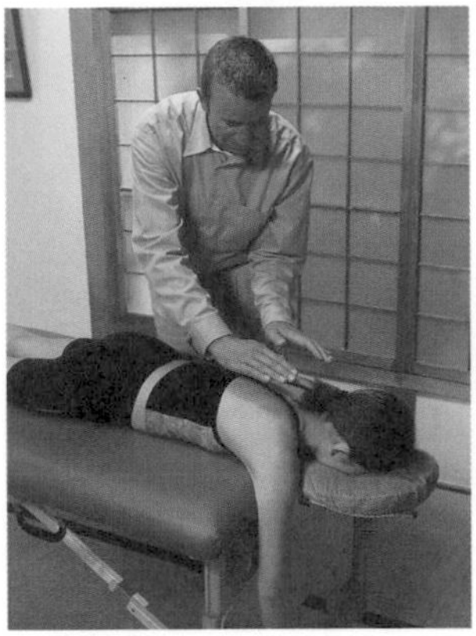

43. 從肩膀開始，橫向輕拍過背部

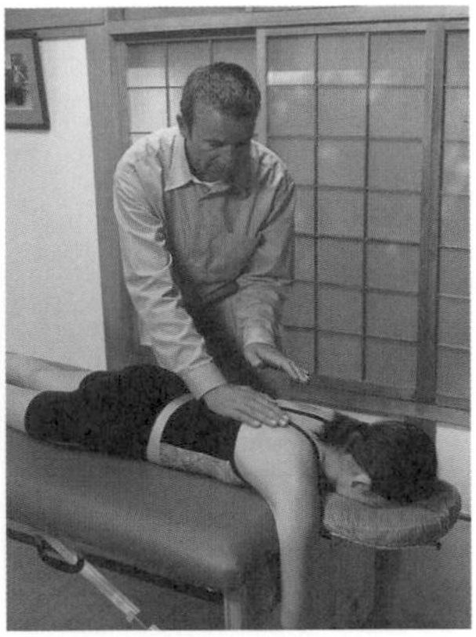

44.……往下到肋骨下方

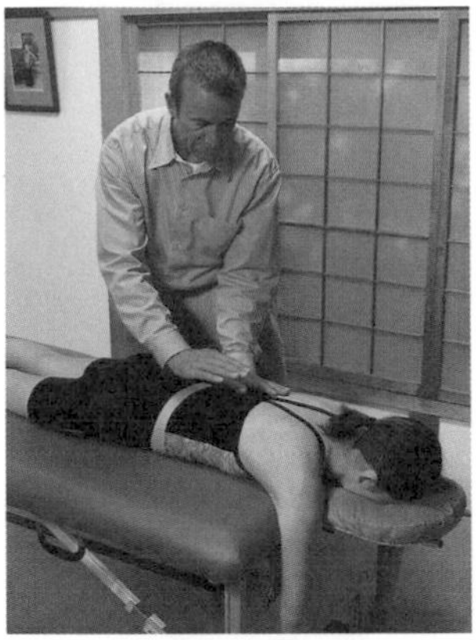

45.……到下背部

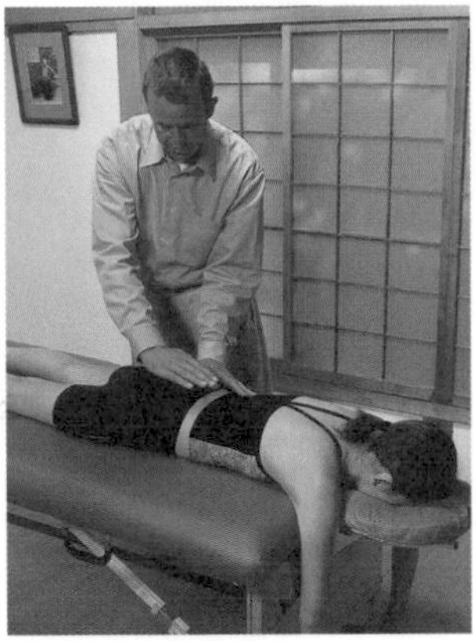

46.……再到臀部

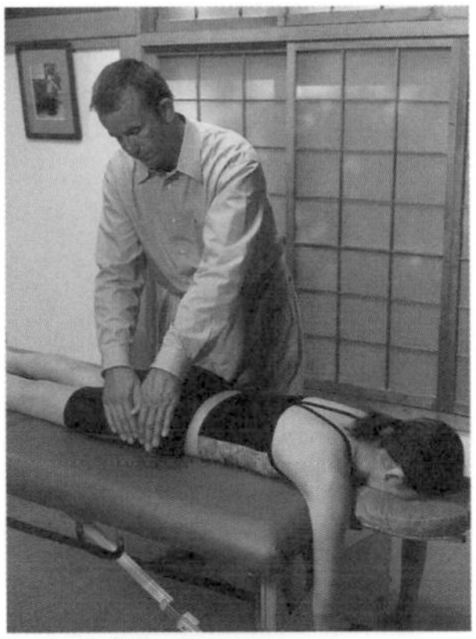

47. 從髖部輕拍腿側

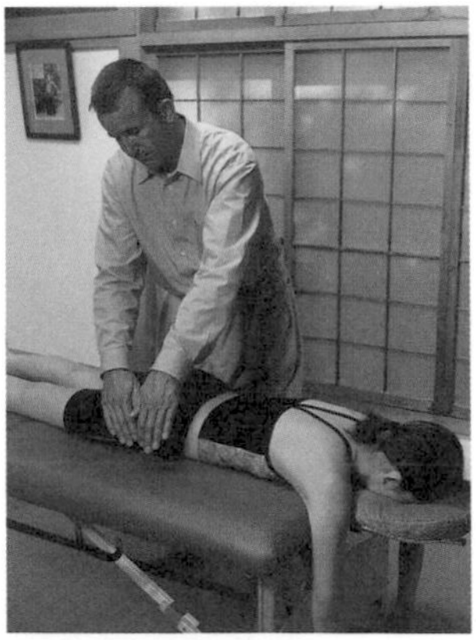

48.……從髖部往下

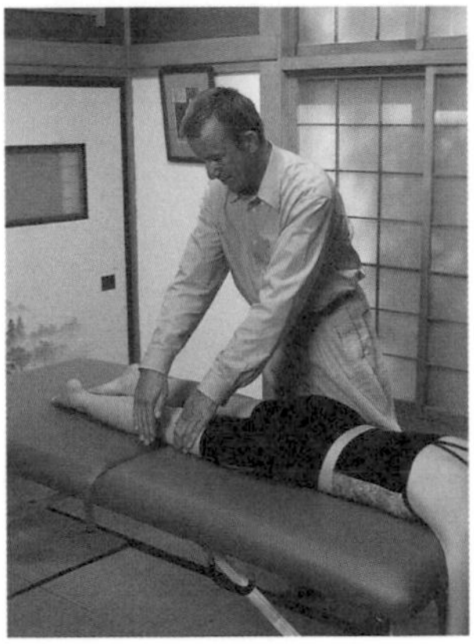

49.……經過膝蓋

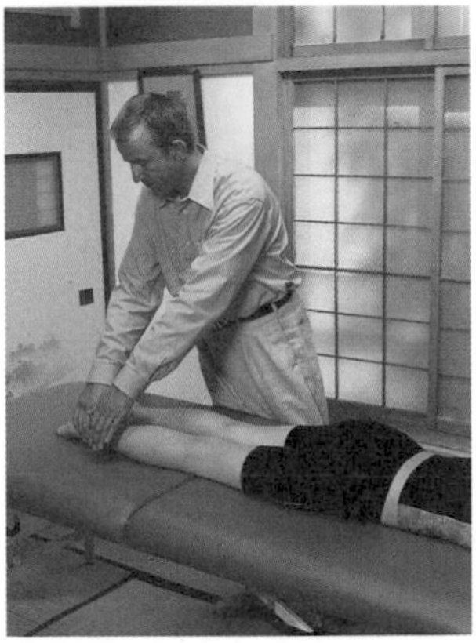

50.……到足部外側（小腳趾）

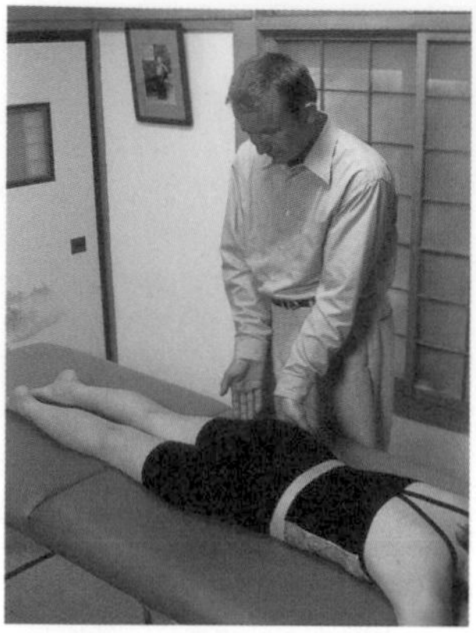

51. 在另一側重複此動作，從髖部輕拍

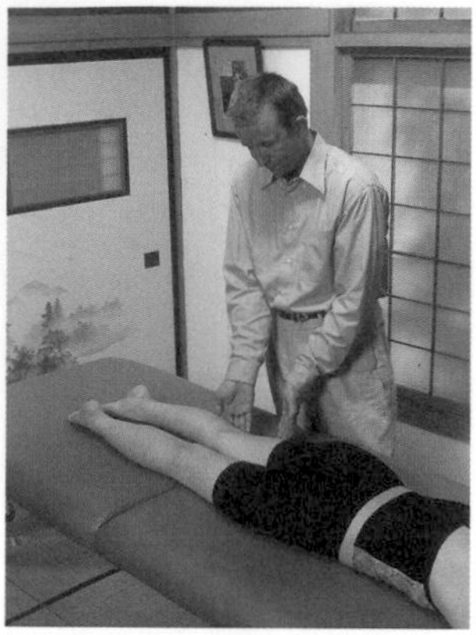

52.……經過膝蓋

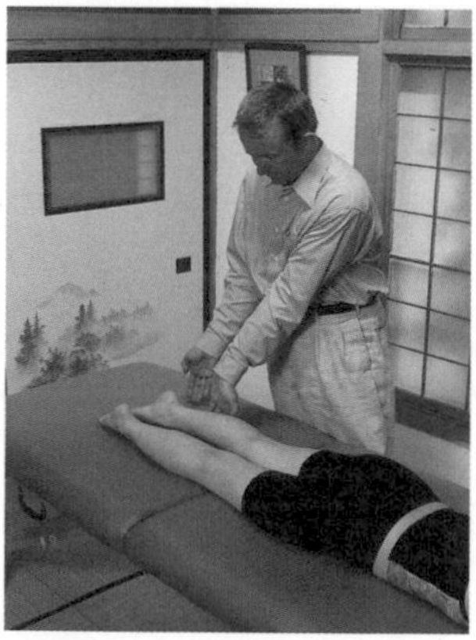

53.……到足部外側（小腳趾）

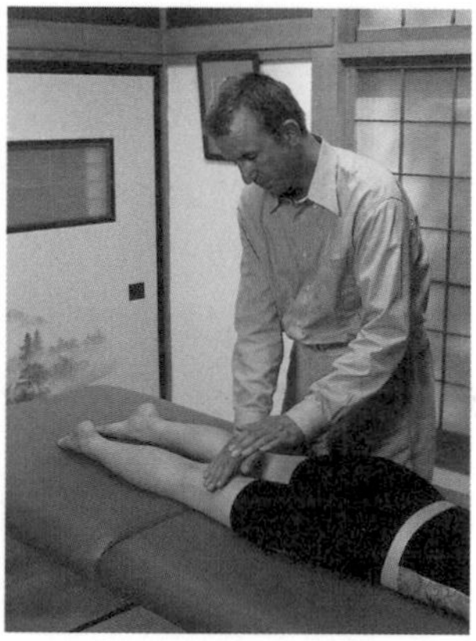

54.……從大腿上方輕拍腿

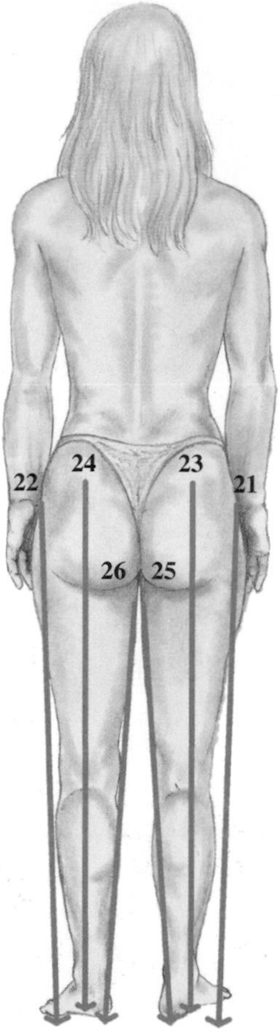

＊此圖號碼請對照第108頁

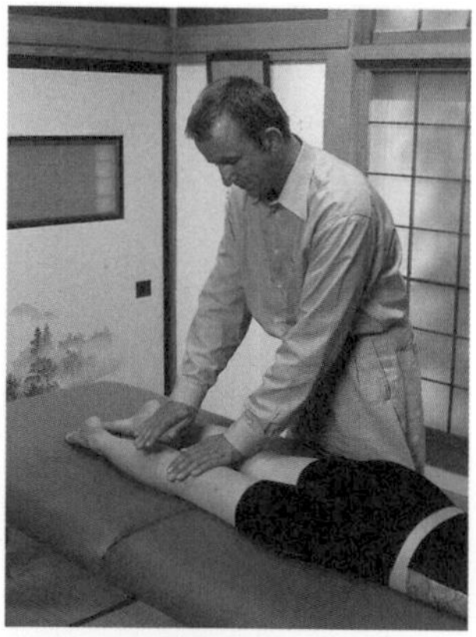

55.……經過膝蓋

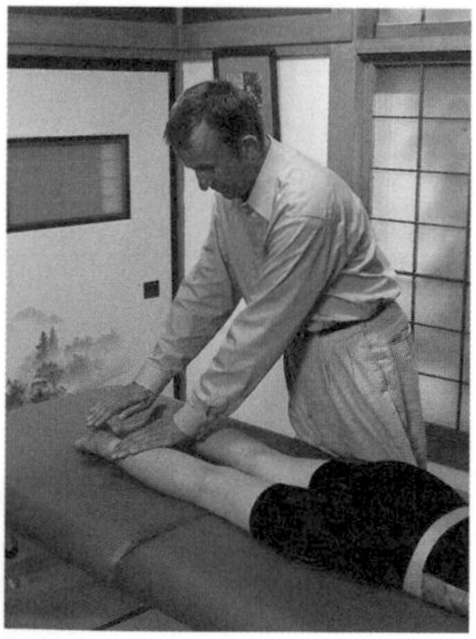

56.……到腳底

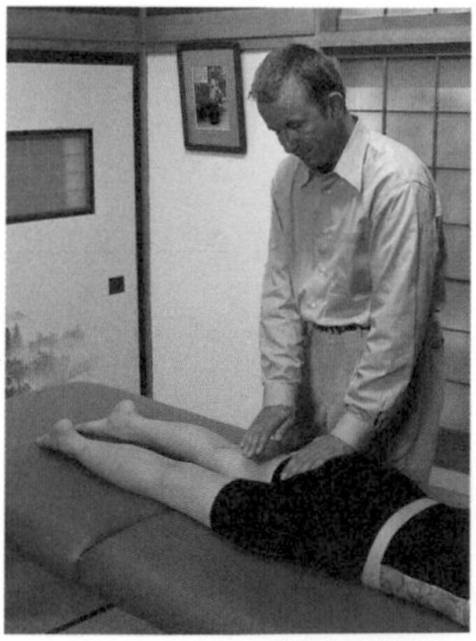

57. 在另一側重複此動作，從大腿上方

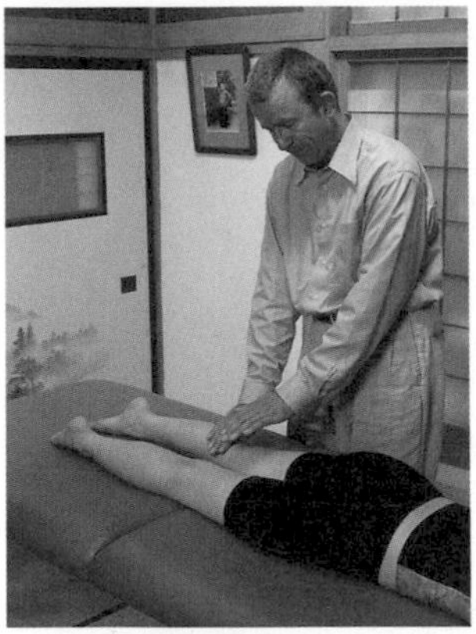

58.……經過膝蓋

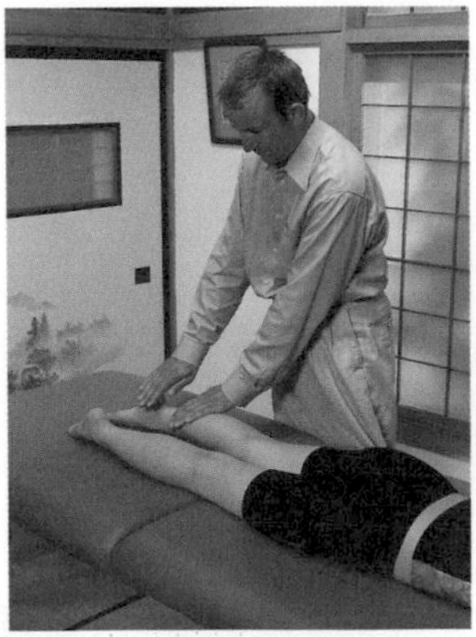

59.……到腳底

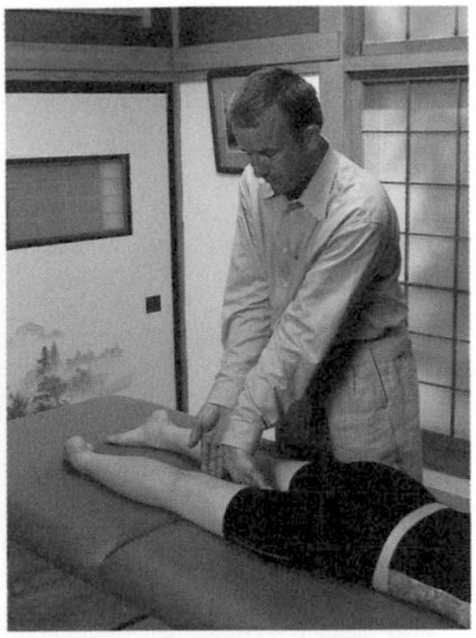

60.在大腿內側重複此動作，從大腿上方

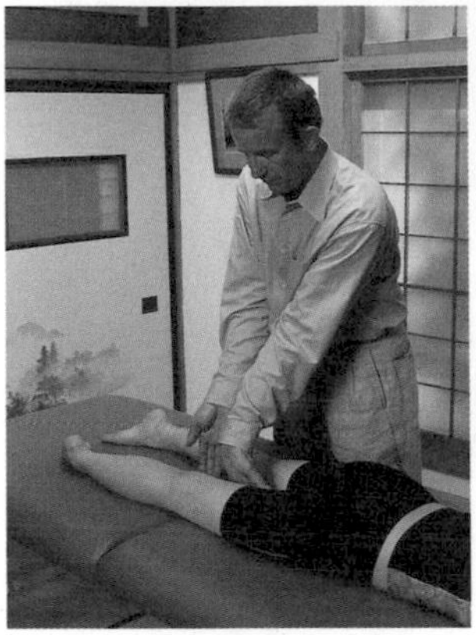

61.……經過膝蓋，然後到腳內側

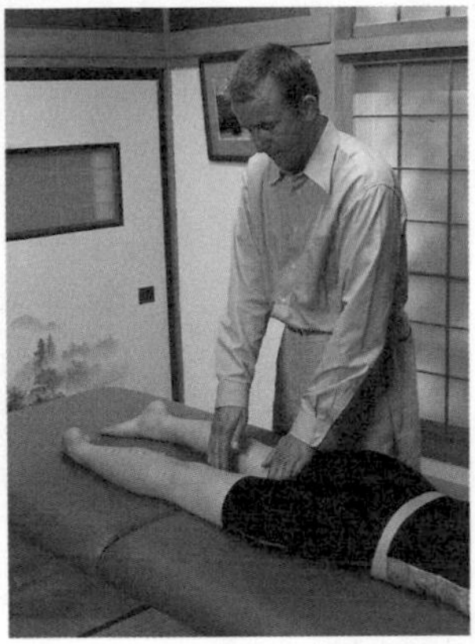

62.在另一側重複此動作，從大腿上方

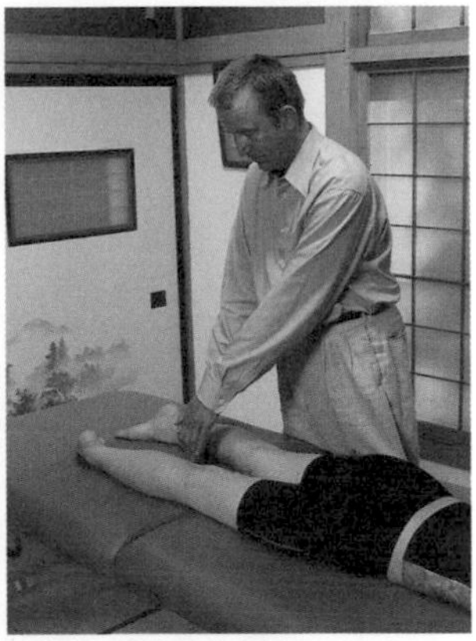

63.……經過膝蓋，然後到腳內側

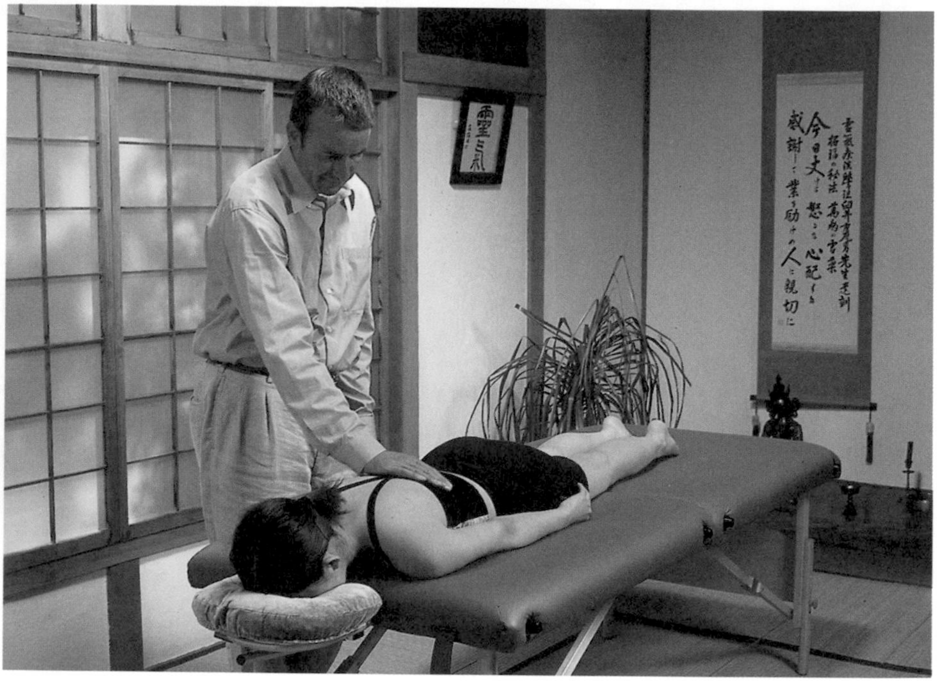

5 療法指針（Ryoho Shishin）❶——療癒計畫

由林忠次郎博士給出的治療技術

臼井博士和林博士都給予他們的學生描述某些手位的手冊，以及收錄明治天皇之詩的副本。林博士還給他學生寫有靈氣守則的日式扇子。

下述內容已在日本使用了七十年，並且在高田・哈瓦優的時代廣爲西方靈氣施作者所知悉。日語原版以一本小手冊發行，已知被給予了「靈氣聯盟」❷的幾位成員。

❶Ryoho Shishin日文直譯為療法指針，中譯為療法手冊，為林靈氣研究會的教材，對多種疾病症狀提出扼要的靈氣施作參考作法。

❷「靈氣聯盟」（The Reiki Alliance）：由高田・哈瓦優的孫女菲莉絲・古本（Phylis Lei Furumoto）於一九八一年在美國所設立。

林博士的手冊與他老師的有些許差異。由於林博士是醫生，我們發現了許多醫學詞彙，我已翻譯了其中最重要的或使用現代英語來描述。忠夫和我決定在治療計畫中增加照片使其易於理解。最重要的是，我們試圖給你一個動機運用之。

請注意，療法手冊中治療技術的年代爲上個世紀初期，請在閱讀疾病和附帶說明時考量此點。

如果你研究這個由林博士給我們的信息，你會清晰地見到標準的西方靈氣手位後續的發展脈絡。

〈第一區塊〉頭部整體

包含治療任何疾病的頭部手位

1 頭部

腦部疾病、頭痛。

①前額　②太陽穴　③頭部後側及後頸肌腱　④頭頂

※ **注意**：將頭部手位納入療程或任何疾病治療的一部分。對治頭痛，徹底治療疼痛的區域。

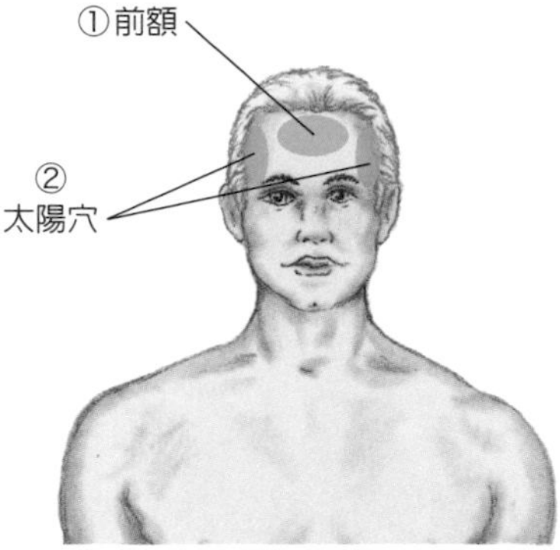

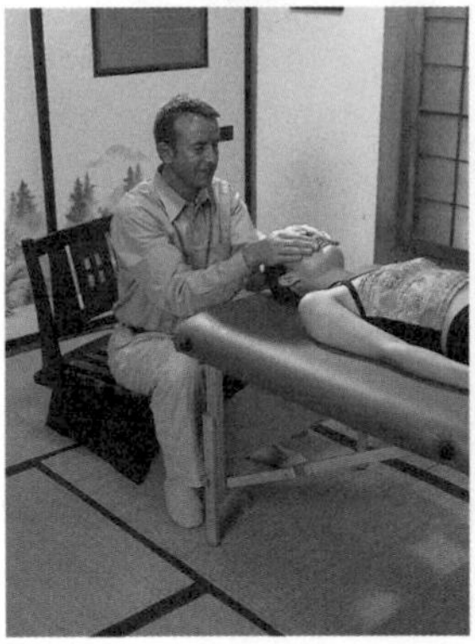

前額

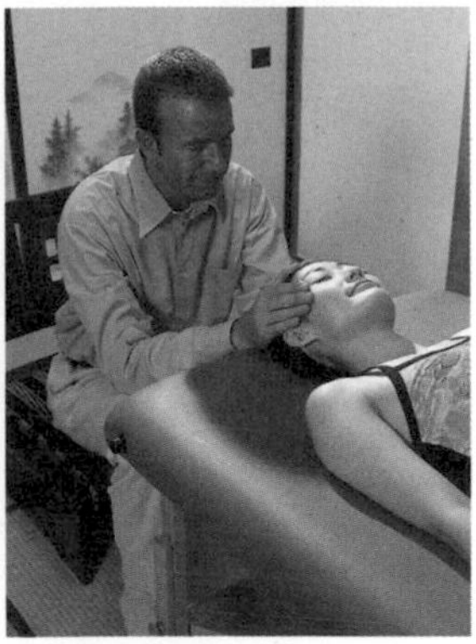

太陽穴

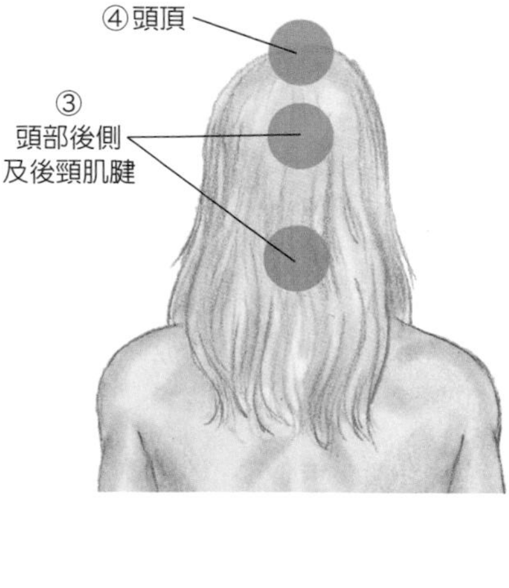

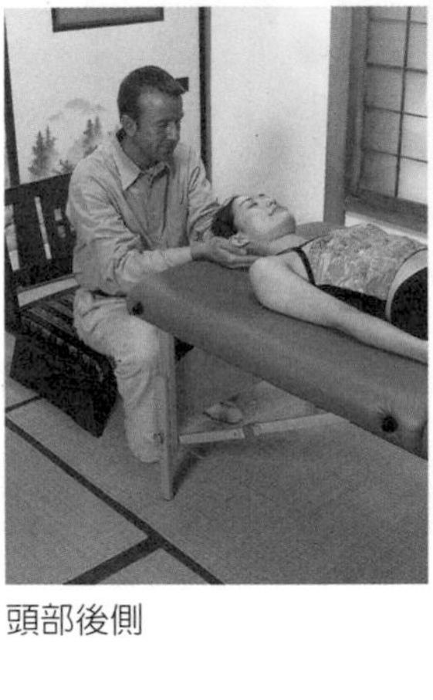

頭部後側

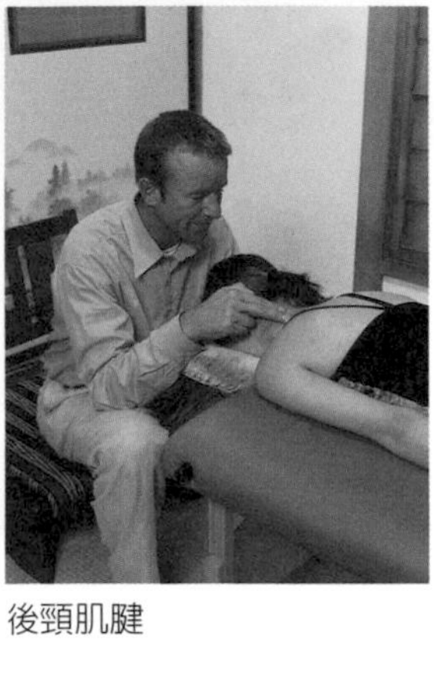

後頸肌腱

2 眼睛

所有種類的眼部疾病：結膜炎、沙眼（可能導致失明的結膜和角膜感染），角膜白斑、近視、斜視、上眼瞼下垂、白內障、青光眼（導致視神經萎縮的病症）等等。

①眼球　②眼角內側　③眼角外側　④頭部後側

※ **注意**：即使只有一隻眼睛受到影響，仍要治療雙眼。也治療腎臟、肝臟、子宮和卵巢。

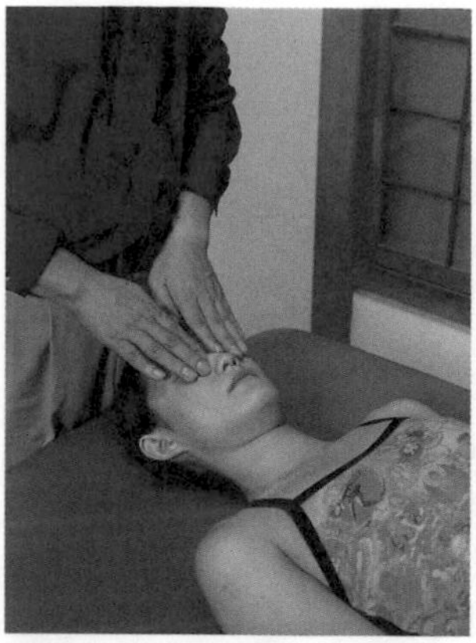
眼球

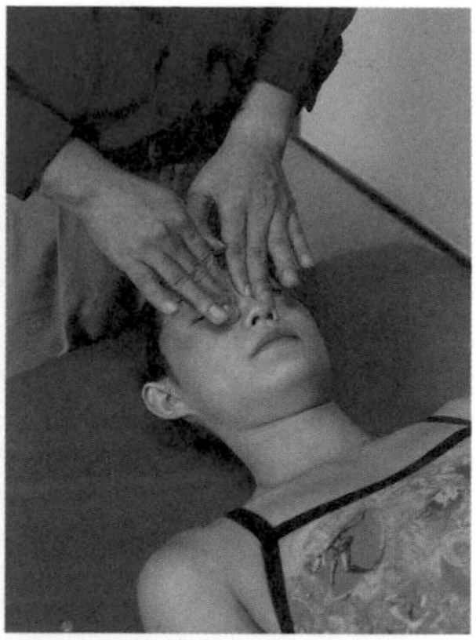
眼角內側

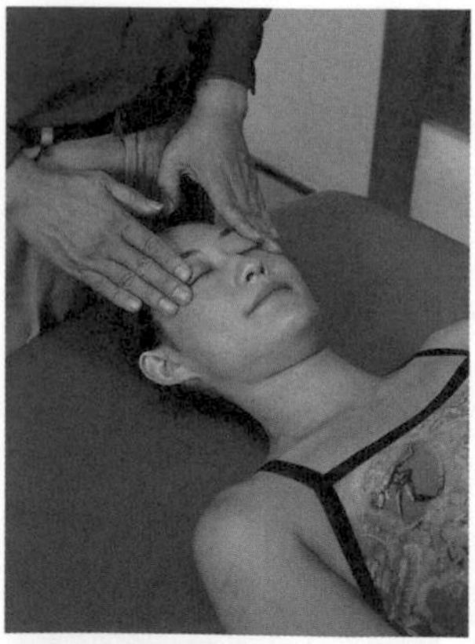
眼角外側

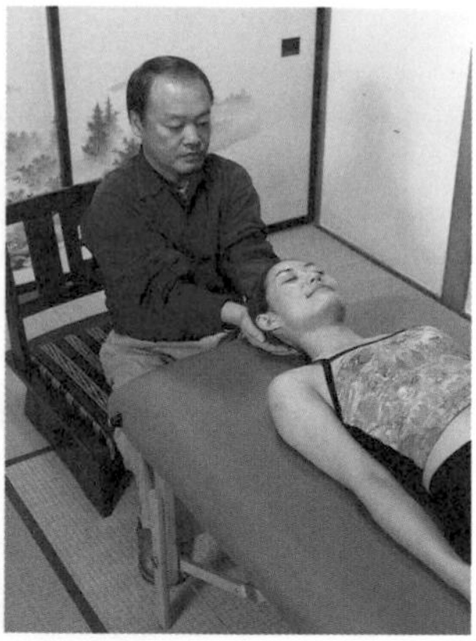
頭部後側

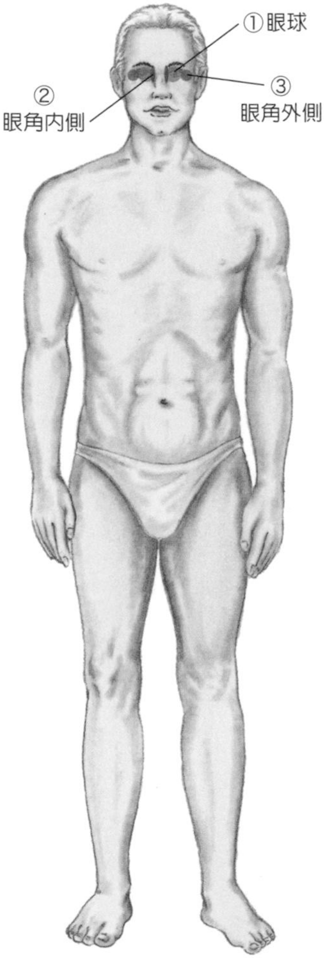

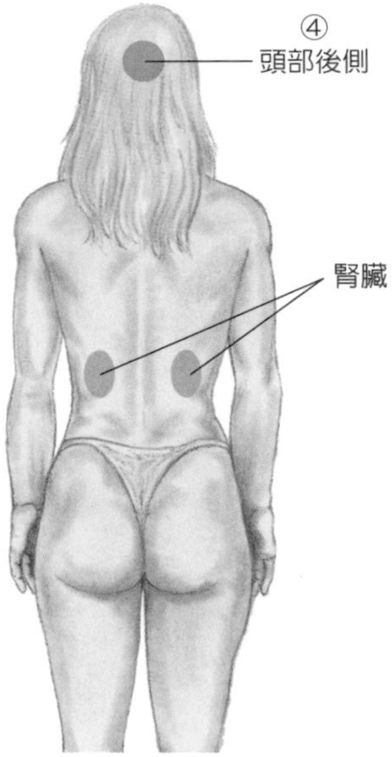

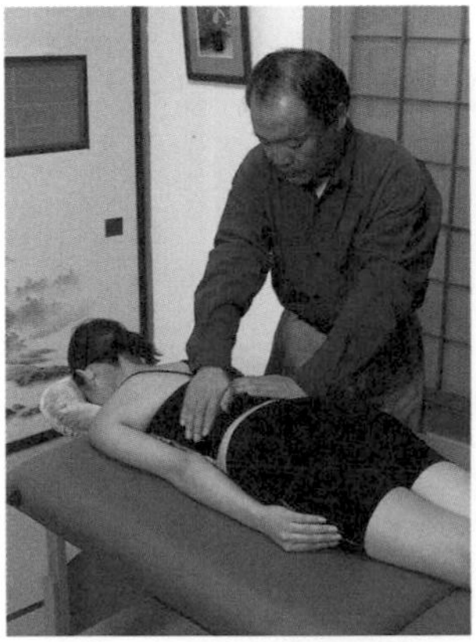
腎臟

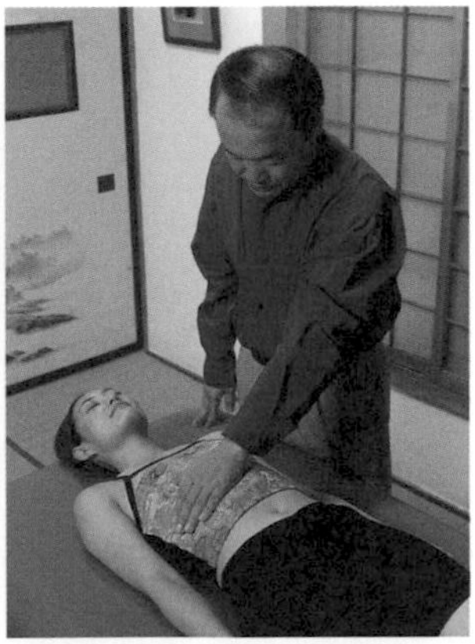
肝臟

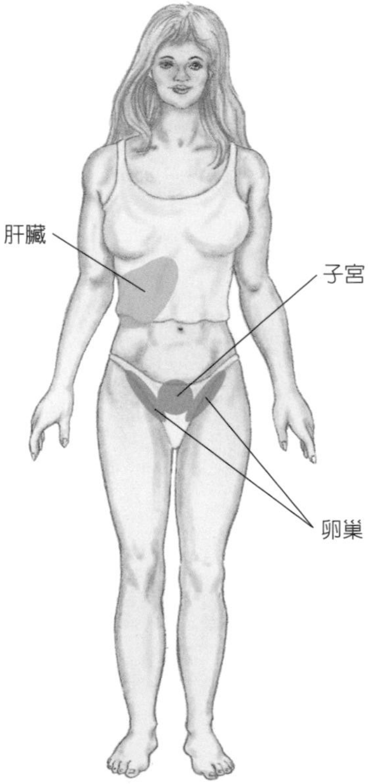

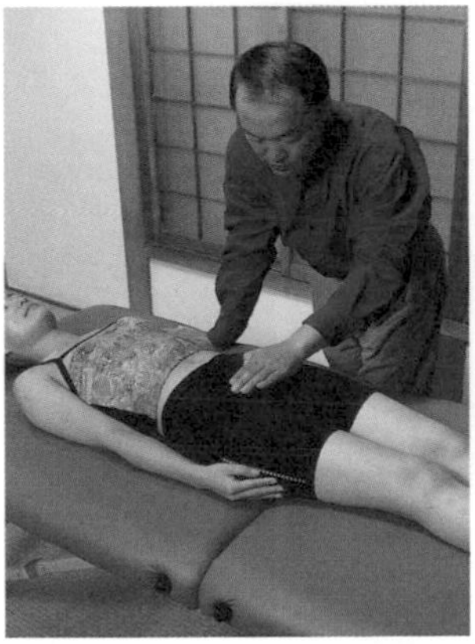
子宮

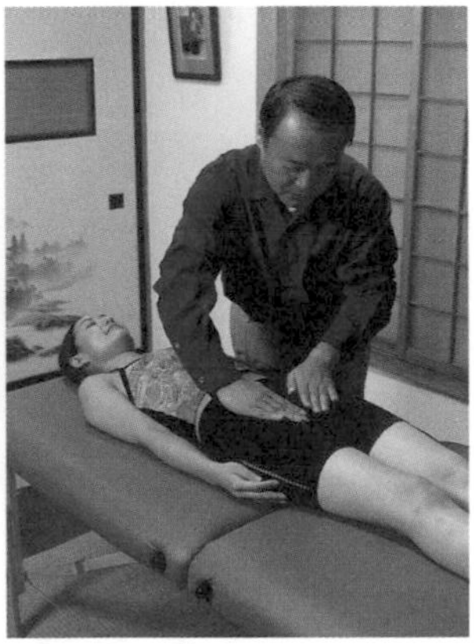
卵巢

3 耳朵

各種耳疾、中耳炎、外耳炎（外耳感染）、耳鳴、聽力障礙等。

①耳道　②耳朵下方凹陷處　③耳後的凸起處　④頭部後側

※**注意**：即使只有一隻耳朵有問題，也要治療雙耳。對於流感後的疾病，諸如鼓膜炎和腮腺炎，必須治療支氣管和肺門淋巴。也留意腎臟、子宮以及卵巢。

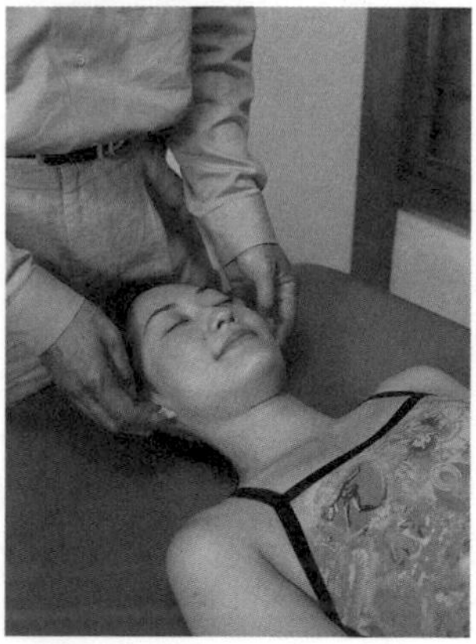
耳道

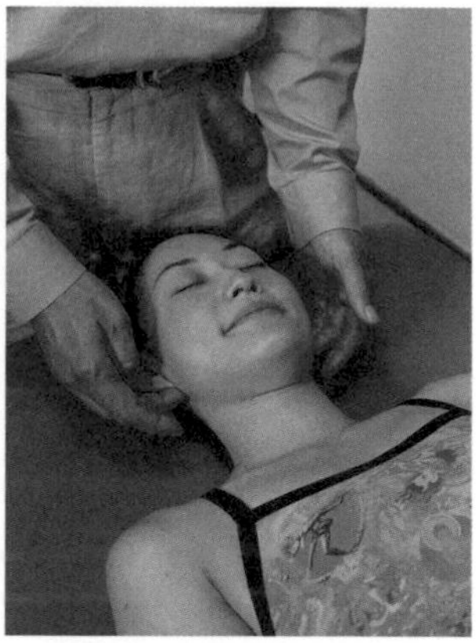
耳朵下方凹陷處

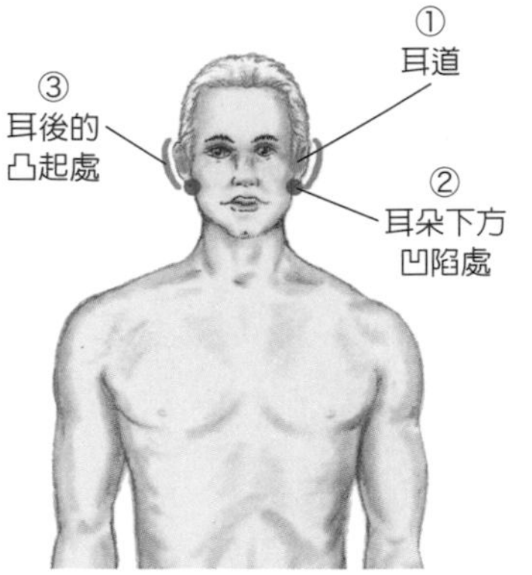

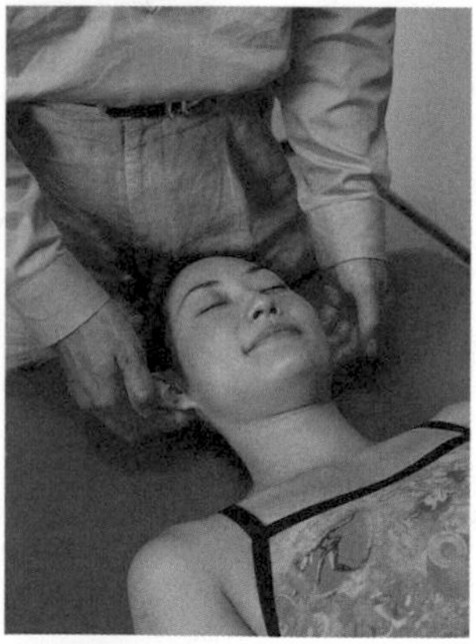
耳後的凸起處

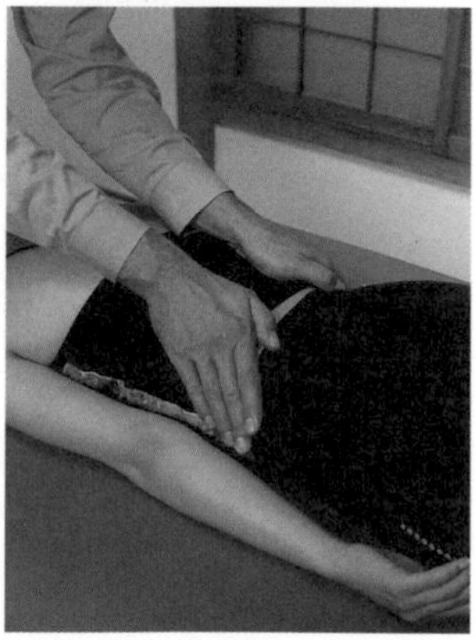
腎臟

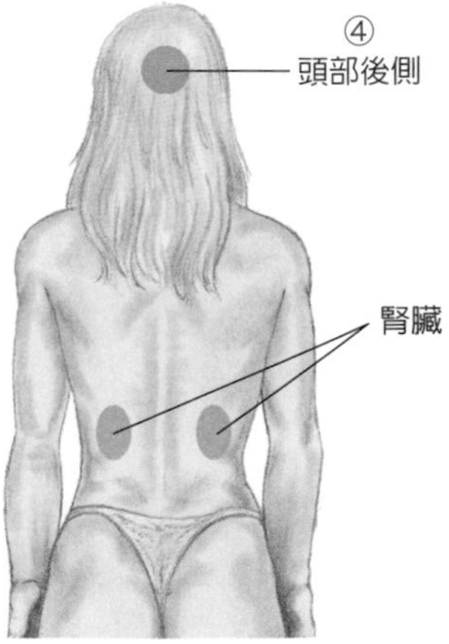

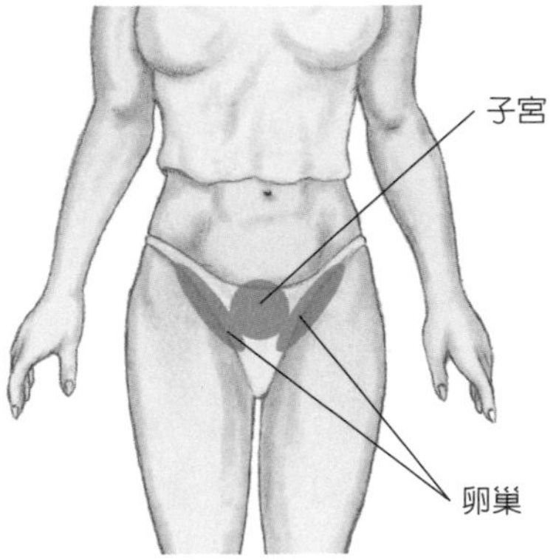

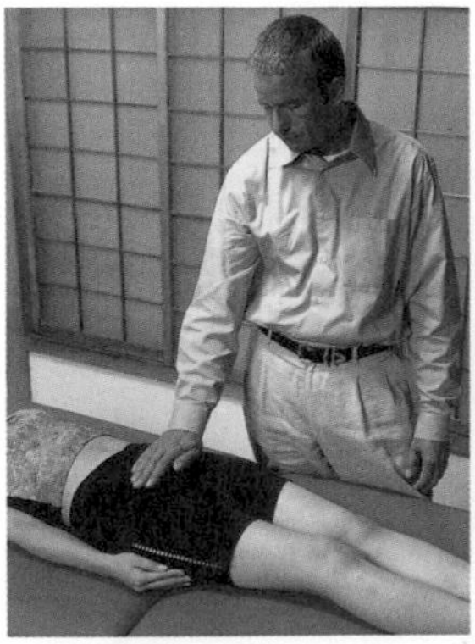
子宮

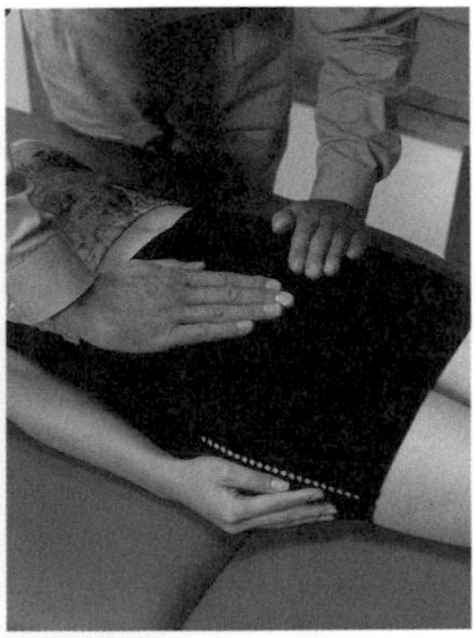
卵巢

4 牙齒

牙痛治療是從牙齒根部的外側進行處理。
注意肩膀周圍的區域。

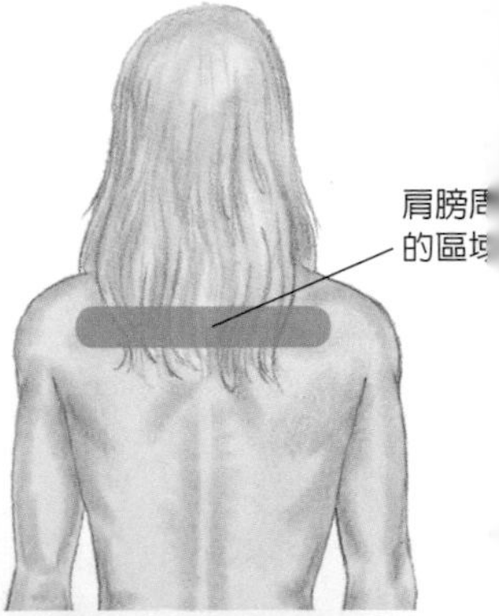

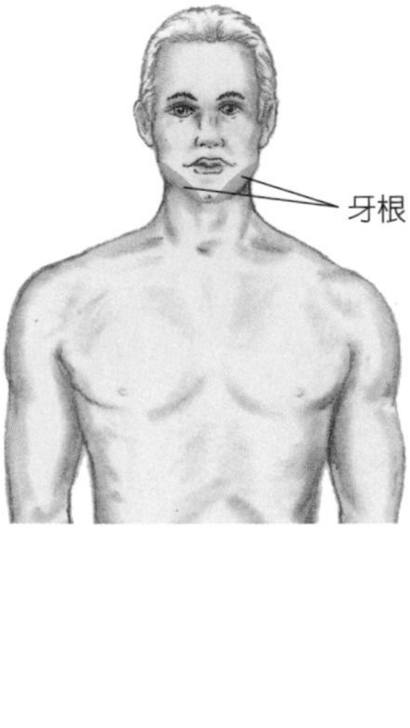

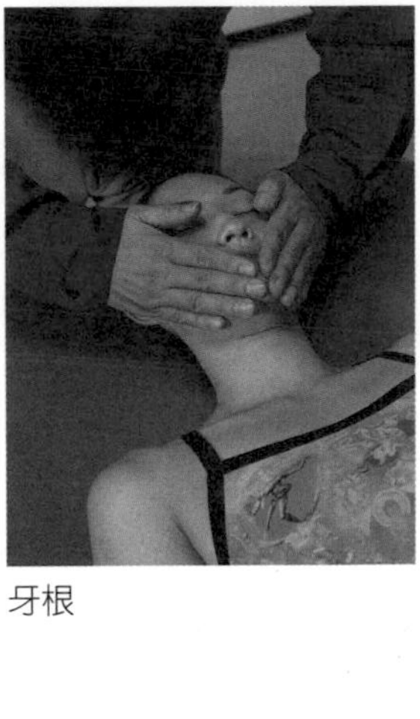
牙根

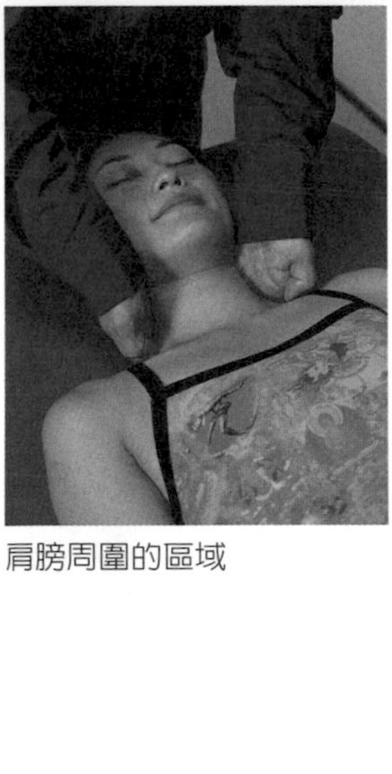
肩膀周圍的區域

5 口腔

口部閉合，將手掌停留在嘴唇上方來治療。

※ **注意**：見消化器官疾病

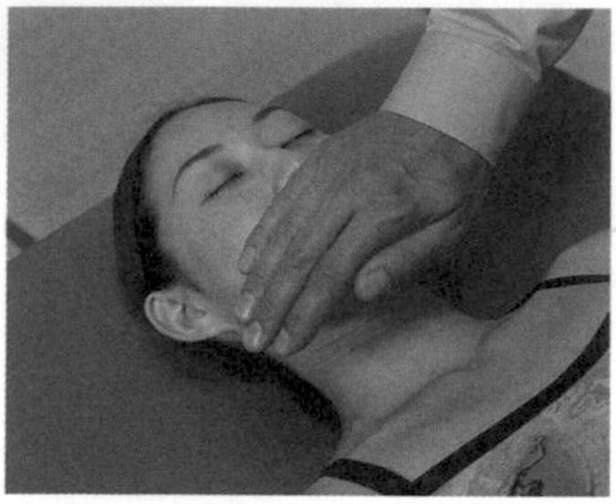

將手掌放置在嘴唇上

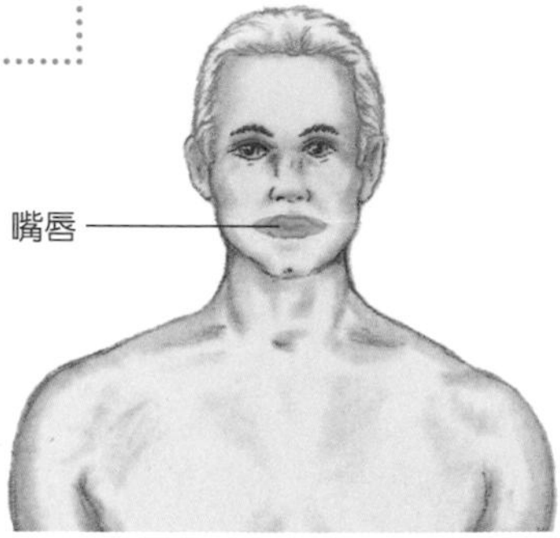

6 舌頭

①按壓或捏住舌頭的患處　②從口外治療舌根

※ **注意**：如果你覺得這個技術不舒服，那麼往上按住雙腳足弓。

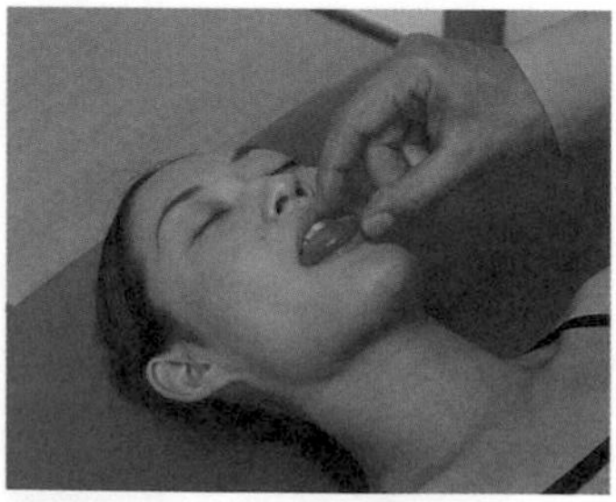

按壓或捏住舌頭的患處

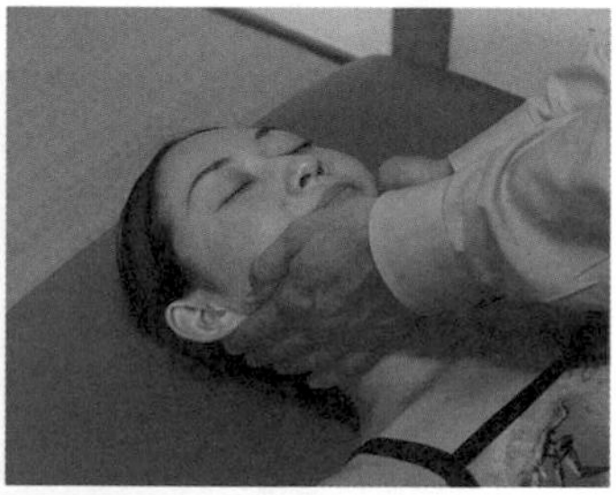

舌根

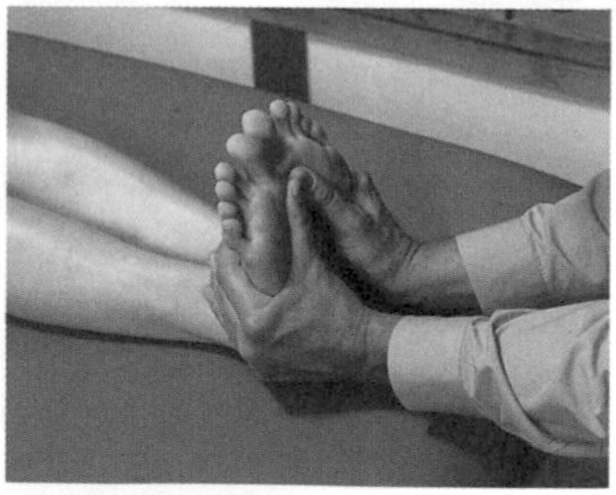

按住雙腳足弓往上

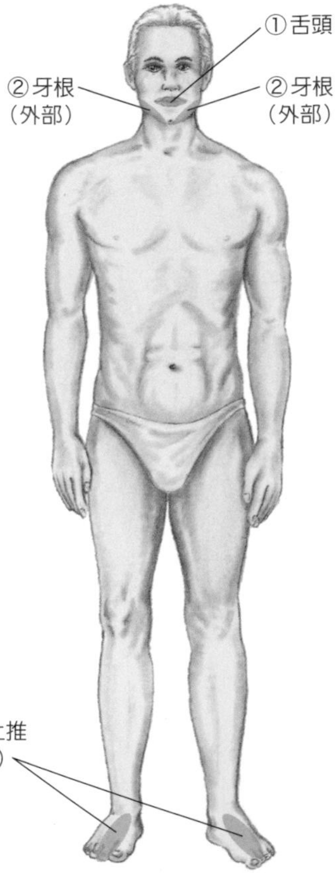
從足底向上推（請見左圖）

〈第二區塊〉消化系統疾病

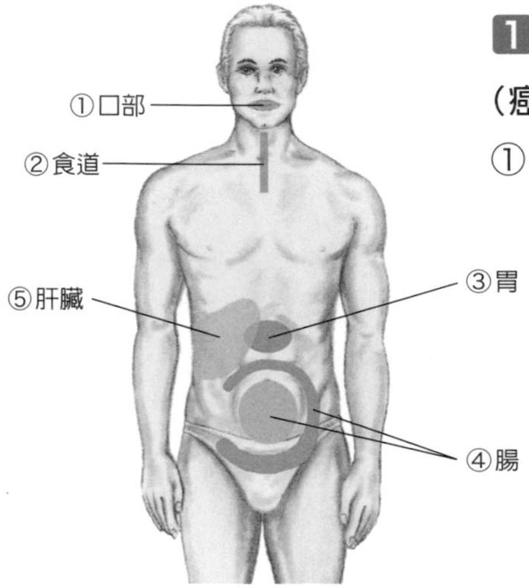

1 口腔炎

（癌症、潰瘍、口腔內感染）

①口部　②食道　③胃　④腸　⑤肝臟

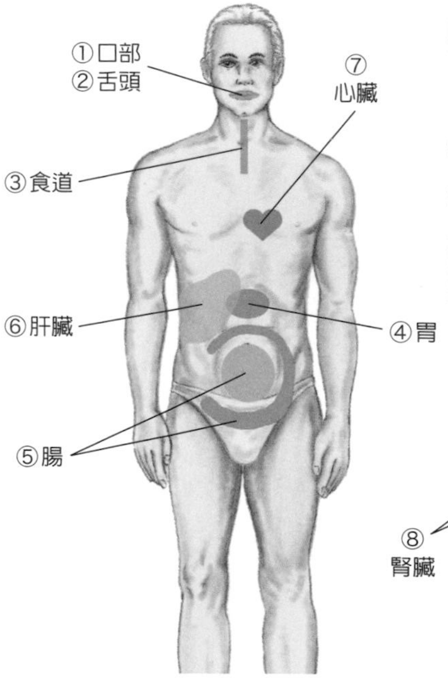

2 鵝口瘡

（念珠菌病、口腔酵母菌感染、假絲酵母菌）

①口部　②舌頭　③食道　④胃　⑤腸
⑥肝臟　⑦心臟　⑧腎臟

※ **注意**：治療舌頭也要治療足弓。

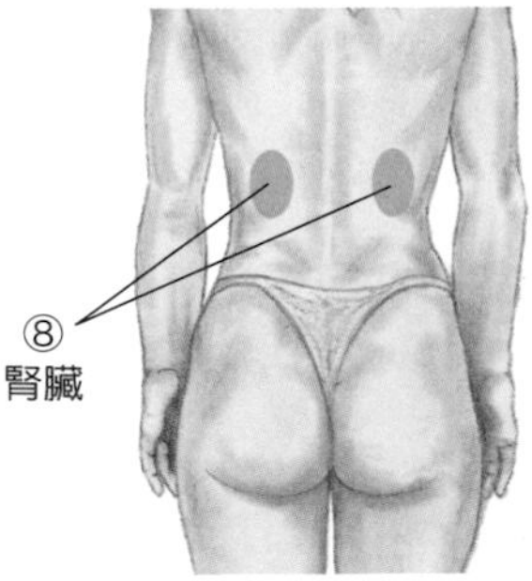

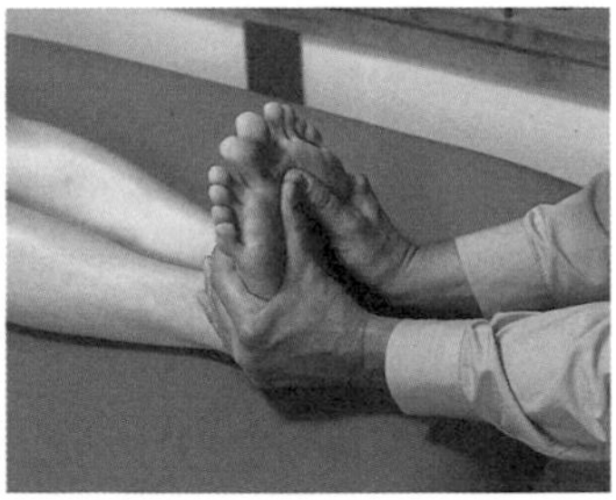

按住雙腳足弓往上

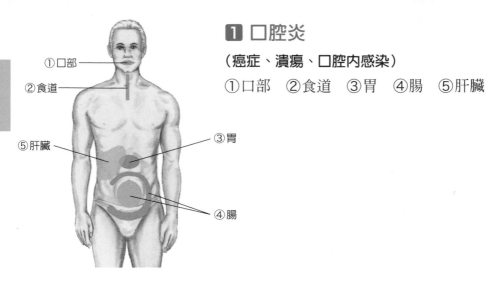

3 唾液

唾液過度分泌、口腔乾燥（慢性口腔乾燥）、涎石症（唾液腺鈣化結石）、腮腺炎（由於唾液分泌減少引起的口腔細菌感染，腮腺炎是這些感染症之一）。

①口部　②舌根　③胃　④腸　⑤頭部

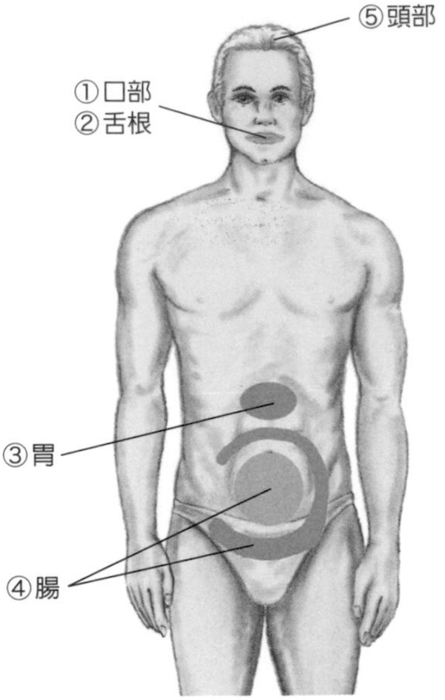

4 食道疾病

食道狹窄、食道擴張、食道感染

①食道　②賁門（太陽神經叢）③胃　④腸
⑤肝臟　⑥胰腺　⑦腎臟　⑧血液交換法

※ **注意**：食道癌的預後極可能不佳。

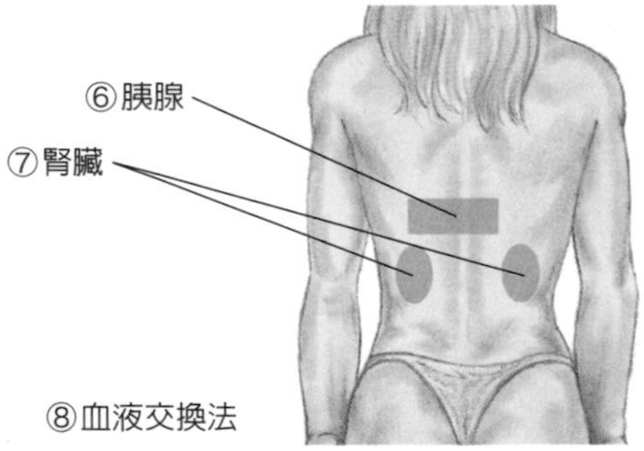

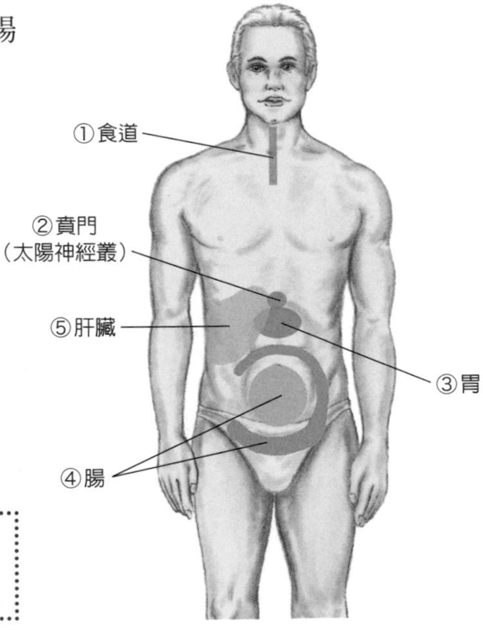

「血液交換法」通常用於治療以下疾病。（關於血液交換法的詳細說明請見104至117頁。）

消化系統

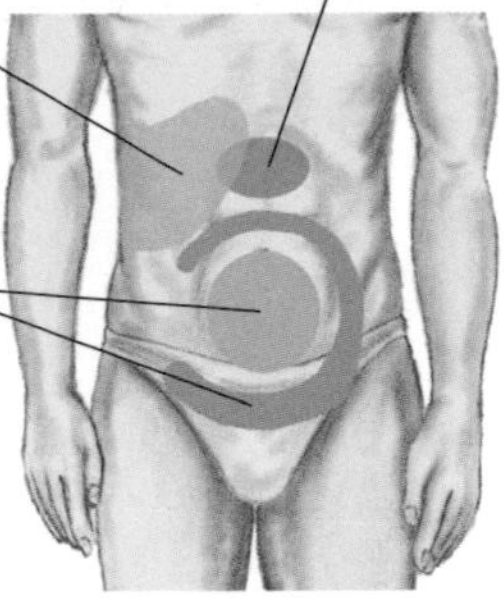

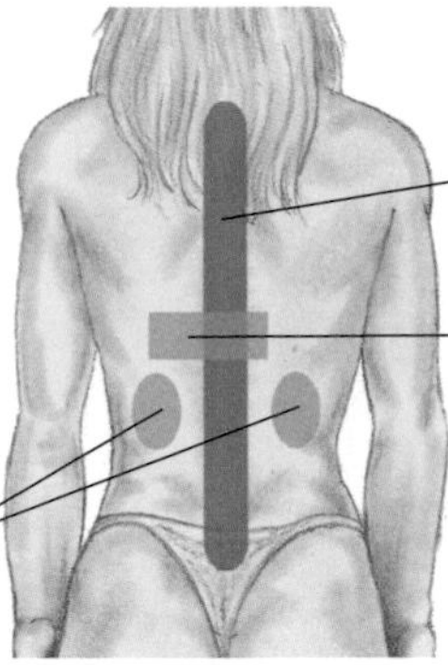

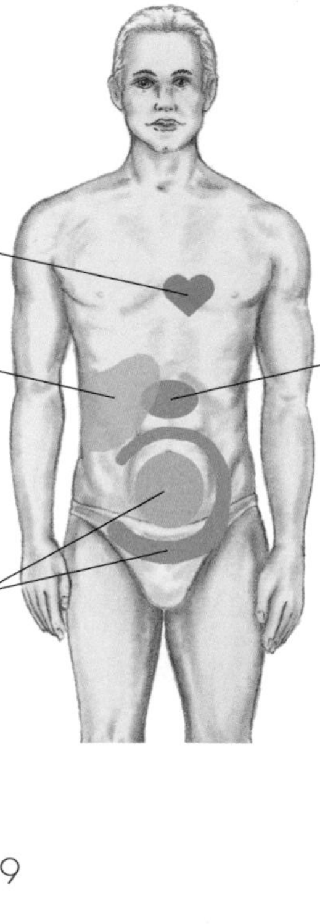

5 胃部疾病

急性和慢性胃炎（胃的炎症）、胃弛緩症、胃擴張、胃潰瘍、胃癌、胃下垂、神經性胃痛、神經性消化不良、（消化不良）胃痙攣

①胃　②肝臟　③胰腺　④腸　⑤腎臟
⑥脊髓　⑦血液交換法

※ **注意**：如果癌症明顯，預後可能不佳。

6 腸疾病

腸炎、便秘、闌尾炎、腸阻塞（腸血栓）、腸套疊、腸扭轉（腸梗阻）、腸出血、腹瀉

①胃　②腸　③肝臟　④胰腺　⑤腎臟
⑥心臟　⑦血液交換法　⑧腰椎　⑨薦骨

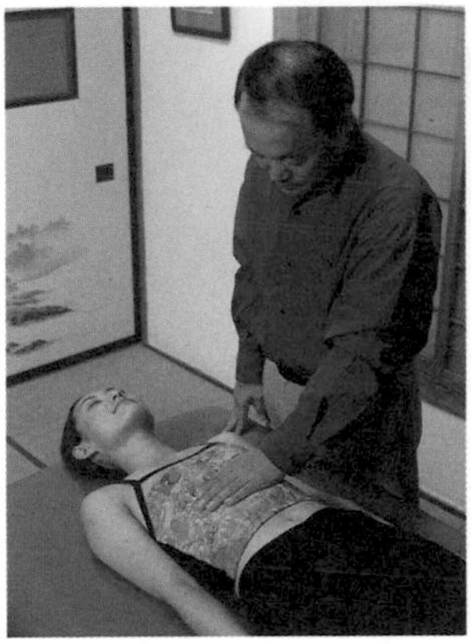
胃

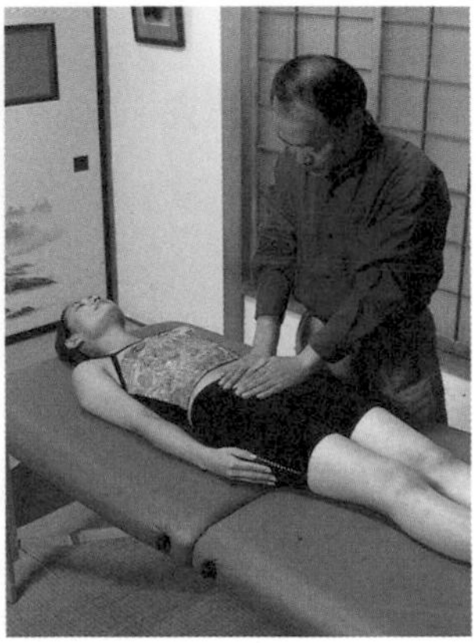
腸

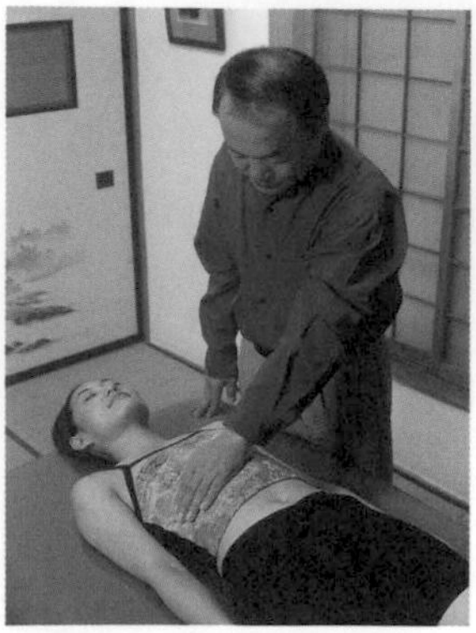
肝臟

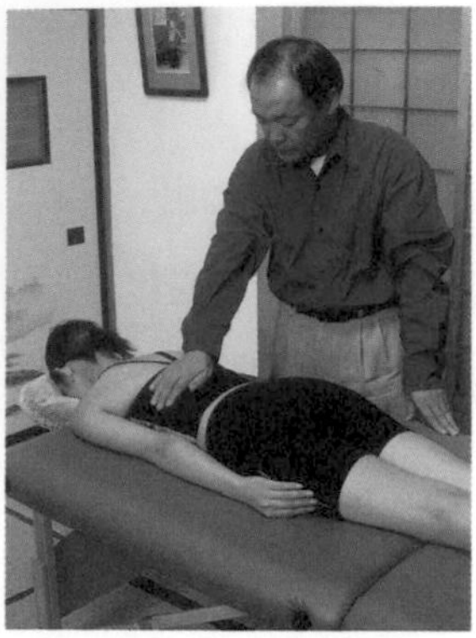
胰腺

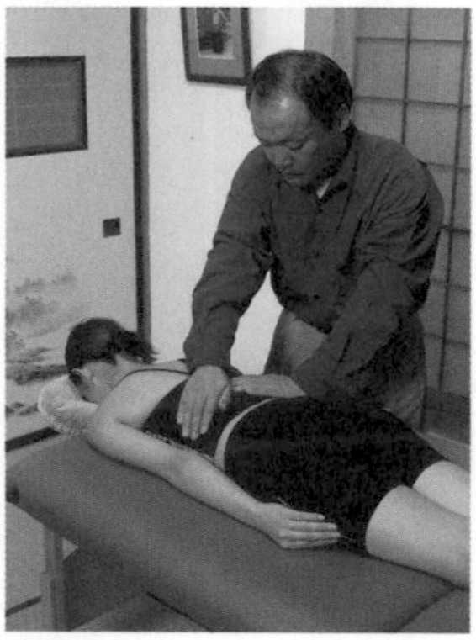
腎臟

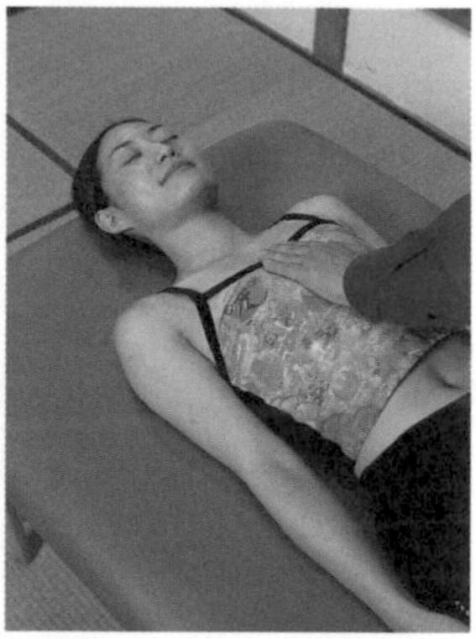
心臟

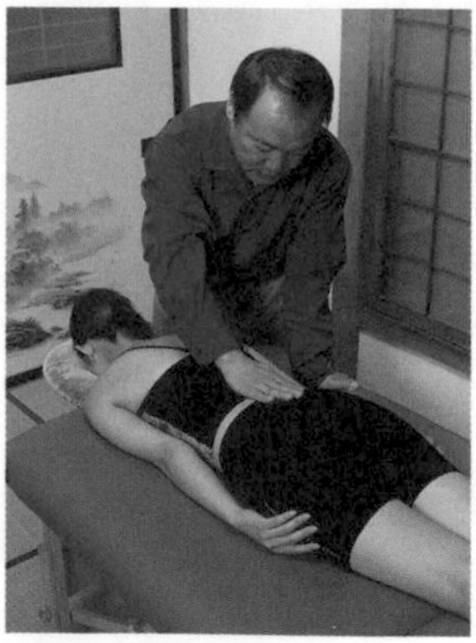
腰椎

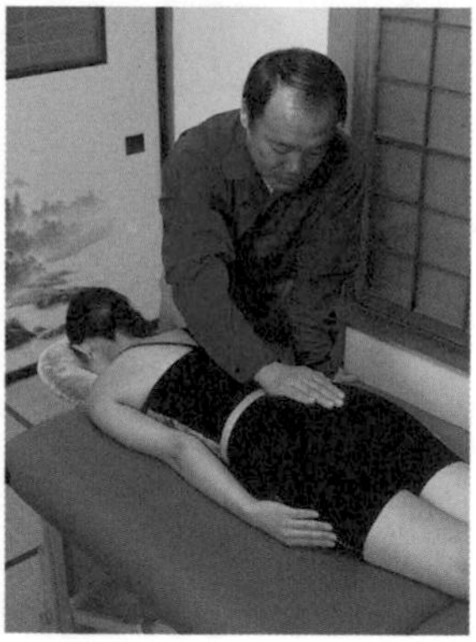
薦骨

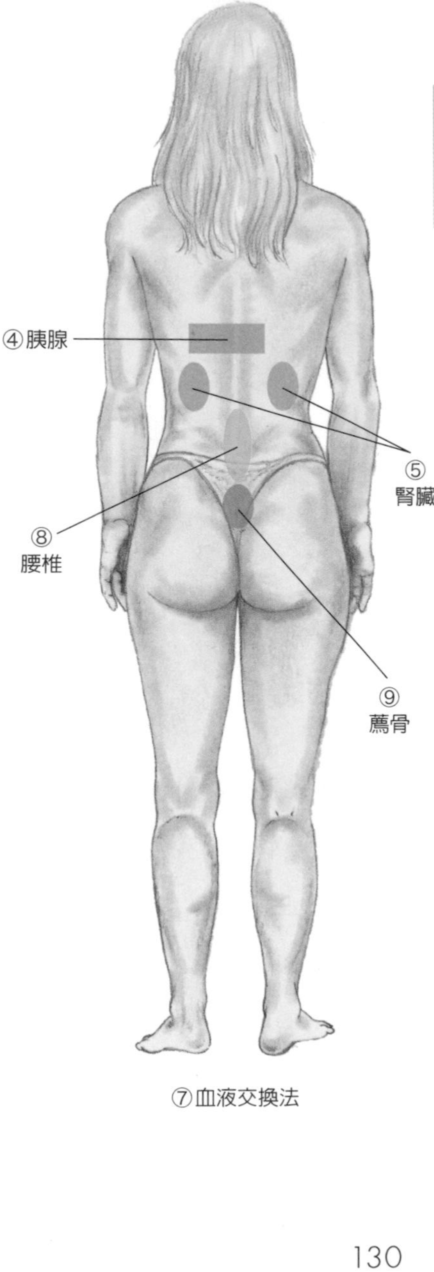

⑦血液交換法

7 肝臟疾病

肝淤血、肝充血（肝臟中過多的血）、膿腫、硬化、肥厚（細胞體積增大）、萎縮（一個細胞或器官的連結處與體積縮小）、黃疸、膽結石等。

①肝臟　②胰腺　③胃　④腸　⑤心臟　⑥腎臟　⑦血液交換法

※**注意**：治療後幾天膽結石會自行裂成碎片並從身體中排出。肝癌的預後極可能不甚良好。

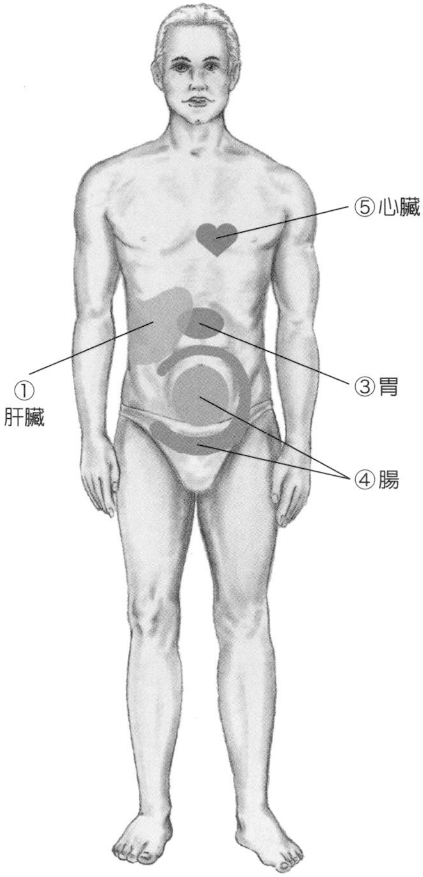

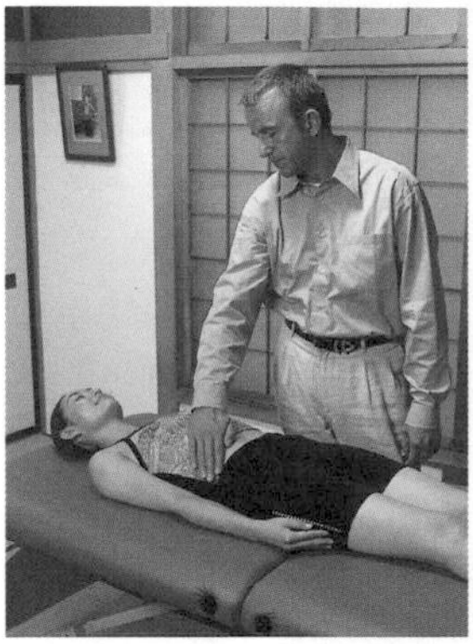
肝臟

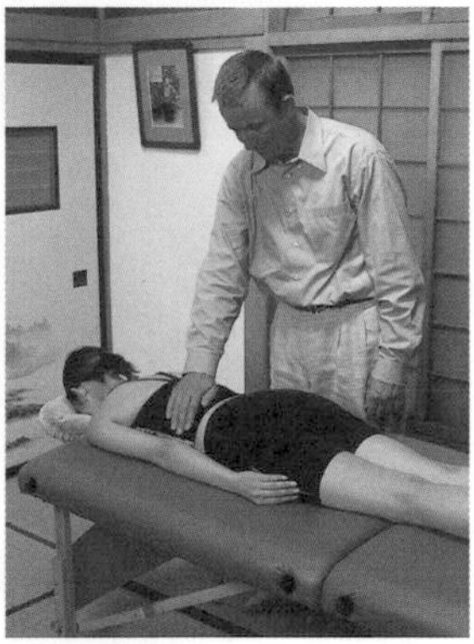
胰腺

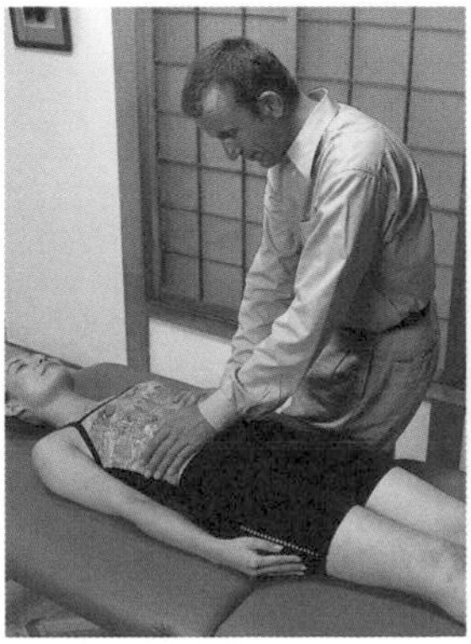
胃

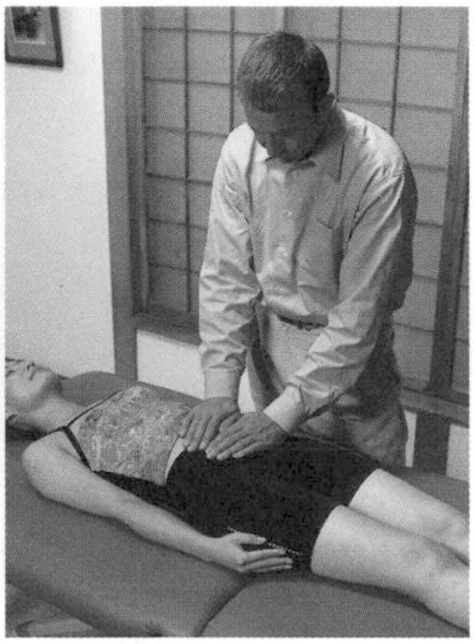
腸

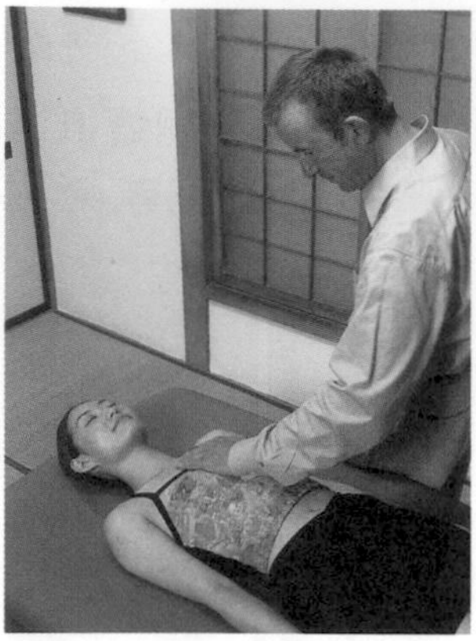

心臟

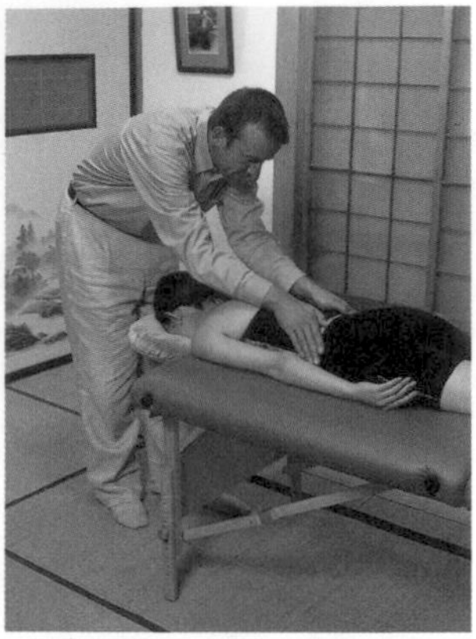

腎臟

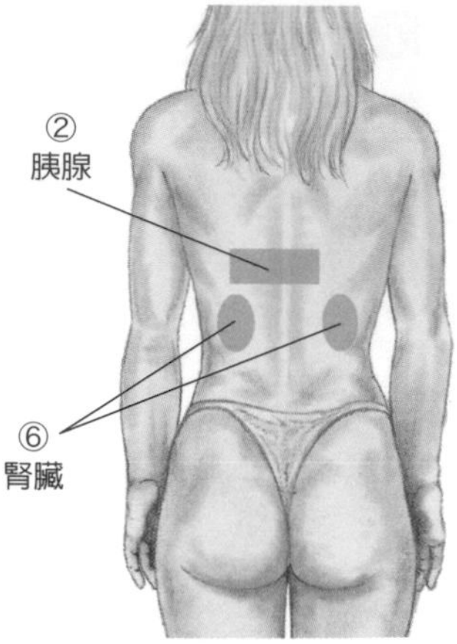

⑦血液交換法

8 胰腺疾病

肝囊腫、下垂、肥大等等

①胰腺　②肝臟　③胃　④腸　⑤心臟
⑥腎臟　⑦血液交換法

> ※ **注意**：胰腺癌預後極可能不佳。

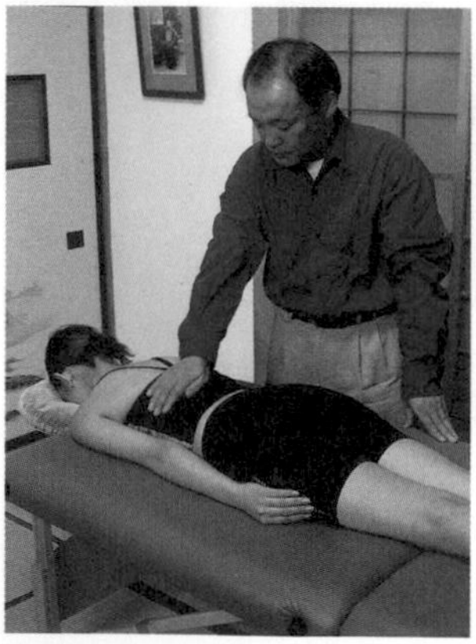

胰腺

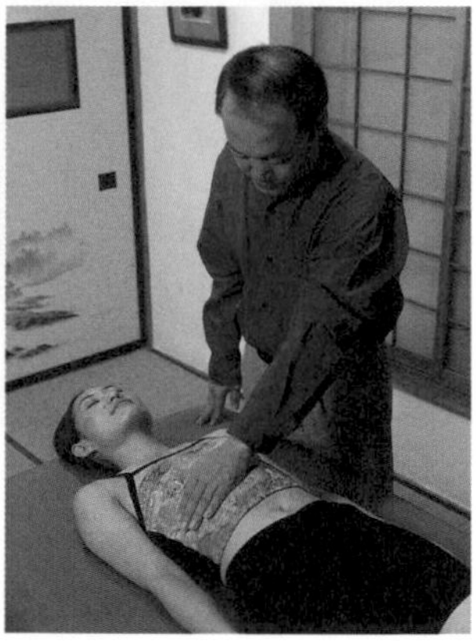

肝臟

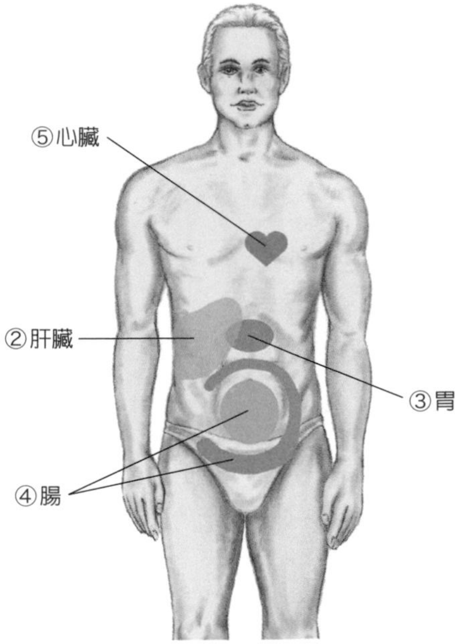

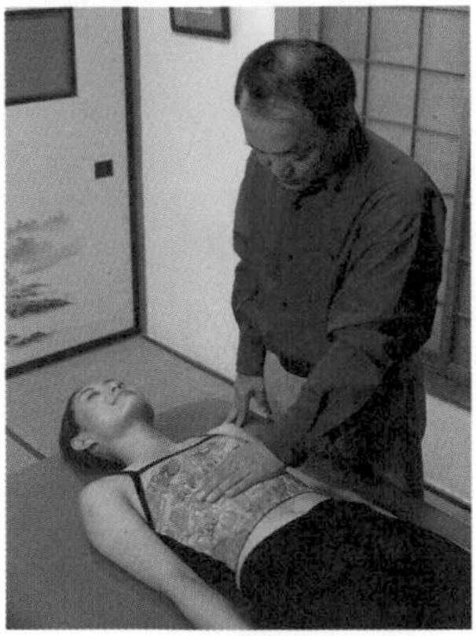
胃

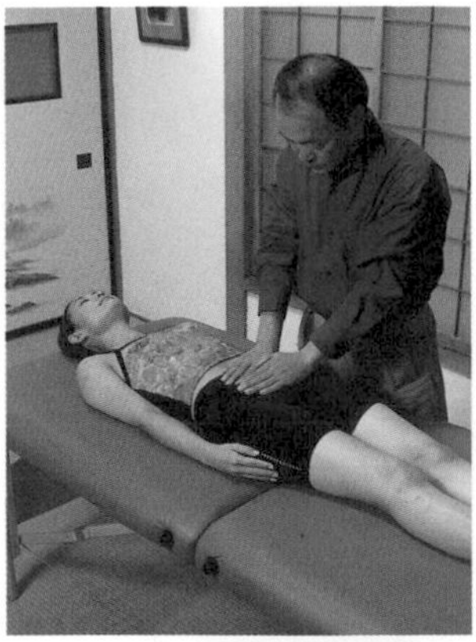
腸

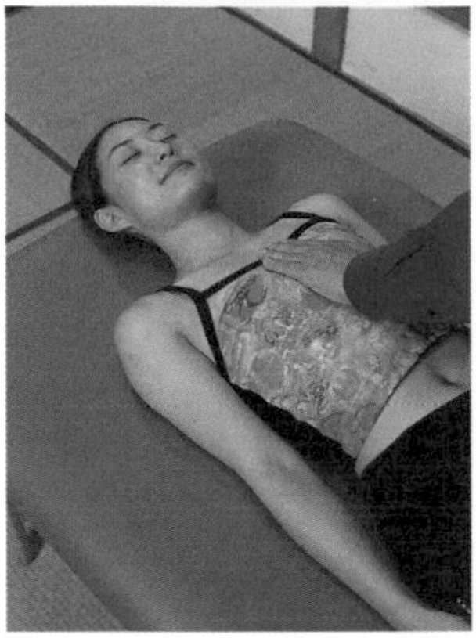
心臟

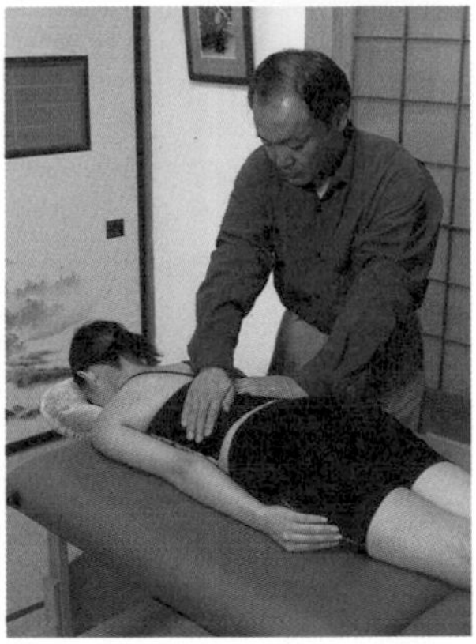
腎臟

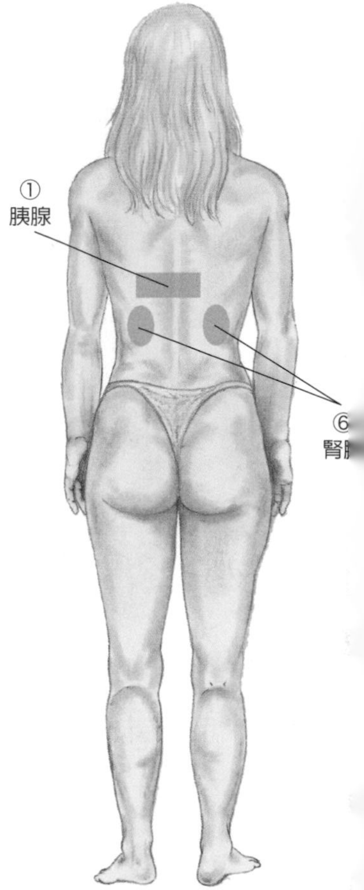

⑦血液交換法

9 一般性腹膜疾病

①肝臟　②胰腺　③胃　④腸　⑤腹膜面積
⑥膀胱　⑦心臟　⑧腎臟　⑨血液交換法

※ **注意**：如果病人患有肺結核，一併治療肺部。

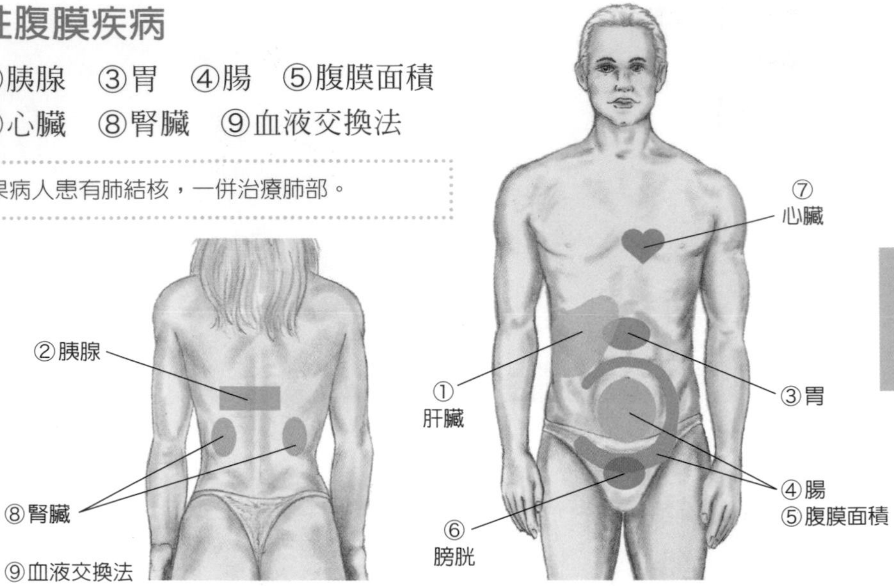

10 肛門疾病

痔瘡、肛門炎、肛門膿瘡、出血、肛門瘻管、脫肛

①肛門受影響的部位　②尾骨　③胃　④腸

※ **注意**：處理肛門瘻管時，進行與腸結核和肺結核相同的治療。

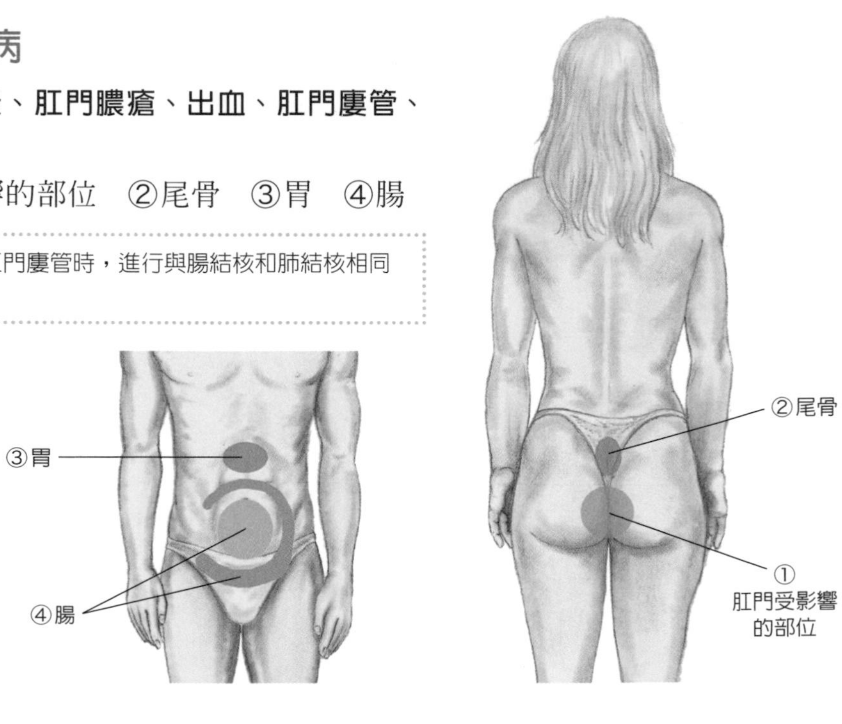

〈第三區塊〉呼吸系統疾病

1 鼻部疾病

急性和慢性鼻粘膜炎，增生性和萎縮性鼻粘膜炎

①鼻子　②咽　③支氣管（位於肺部）

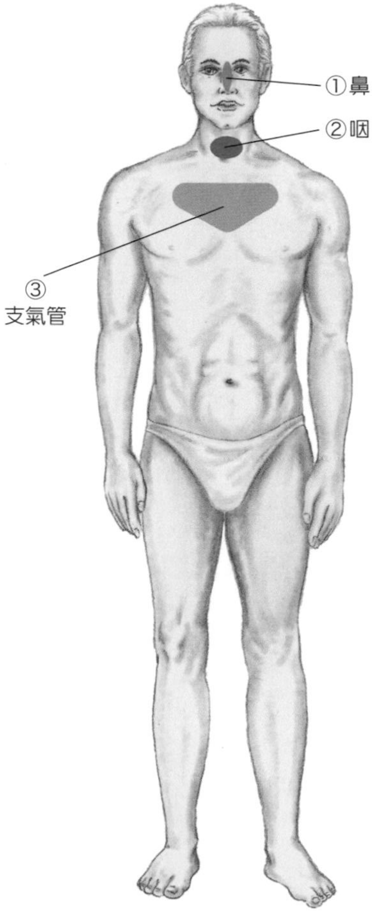

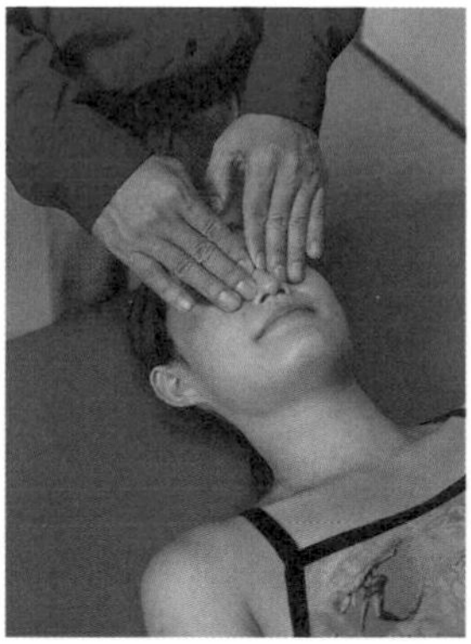
鼻

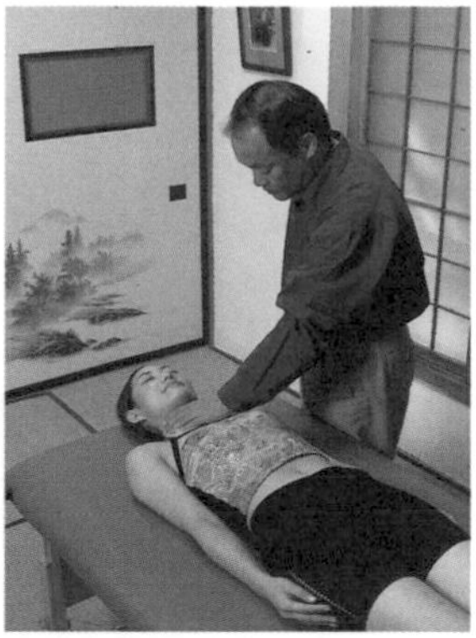
咽

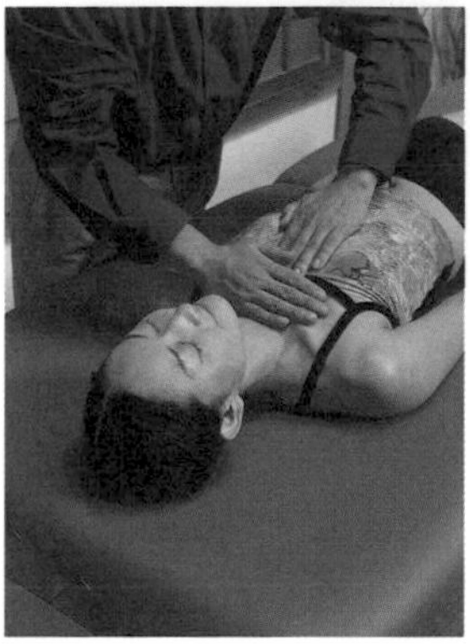
支氣管

2 上頜竇積膿（肋膜炎形成膿液）

①鼻　②額上凹陷　③胸部　④咽（上喉）
⑤腎臟　⑥胃　⑦腸　⑧血液交換法

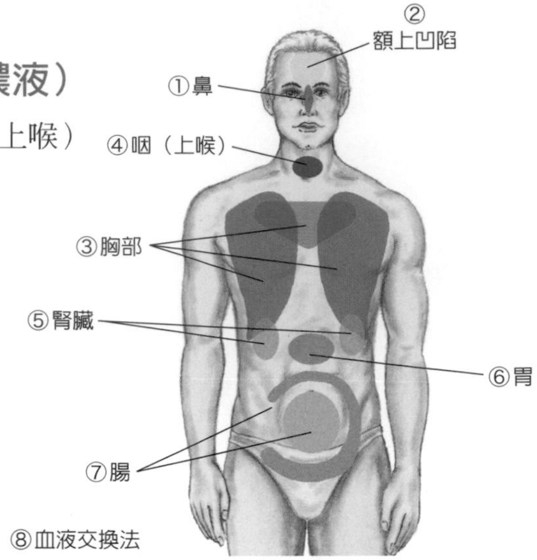

3 鼻衄（鼻出血）

①鼻骨　②腦後

※ **注意**：如果經期延後或有不規則鼻出血發生，治療子宮和卵巢。

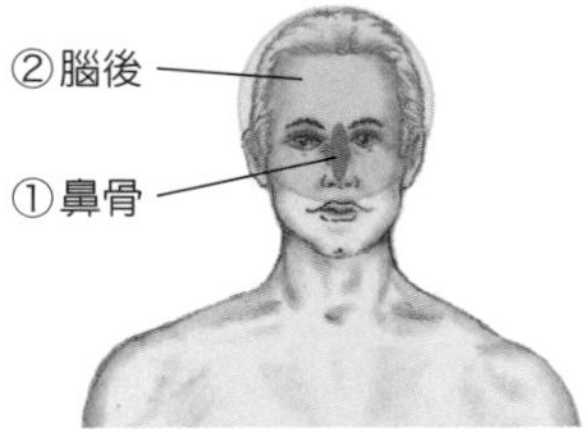

4 咽炎（喉嚨痛）以及扁桃體炎（扁桃體感染）

①咽　②扁桃體區　③支氣管　④腎臟
⑤肺　⑥胃　⑦腸　⑧頭

※ **注意**：針對扁桃體炎治療腎臟。

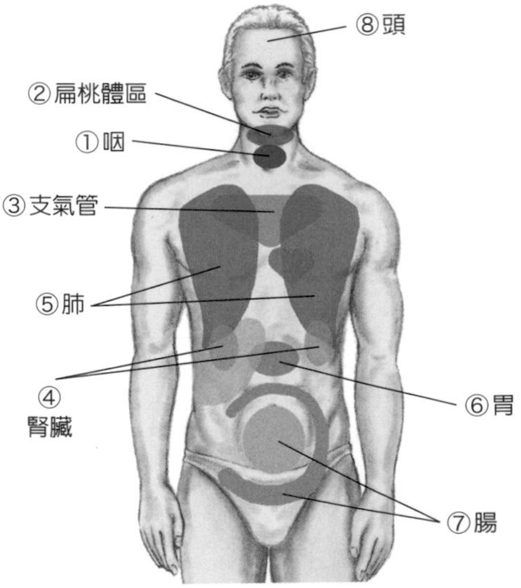

5 氣管炎（氣管受到感染往往是因流感和支氣管炎）

①氣管和支氣管　②肺　③胃　④腸
⑤心臟　⑥腎臟　⑦頭部

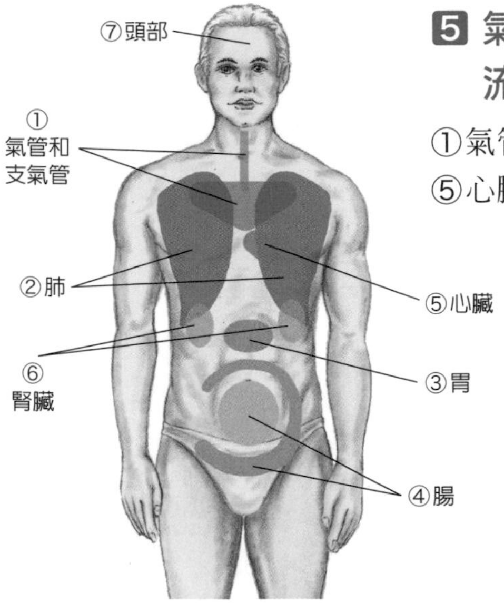

6 肺炎

①肺部　②支氣管　③心臟　④肝臟　⑤胰腺
⑥胃　⑦腸　⑧腎臟　⑨血液交換法

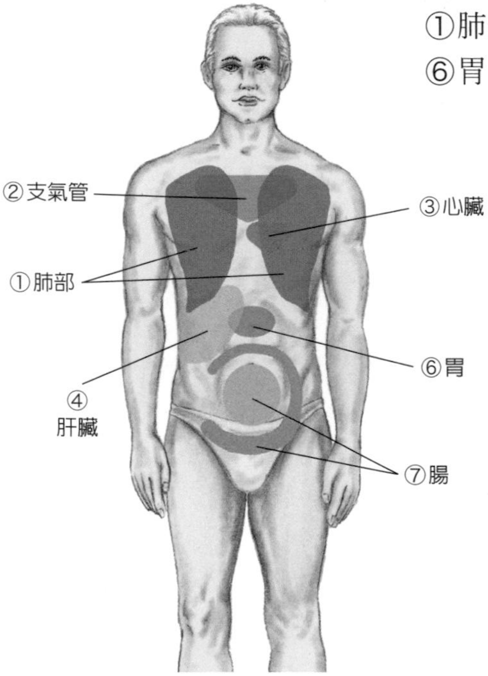

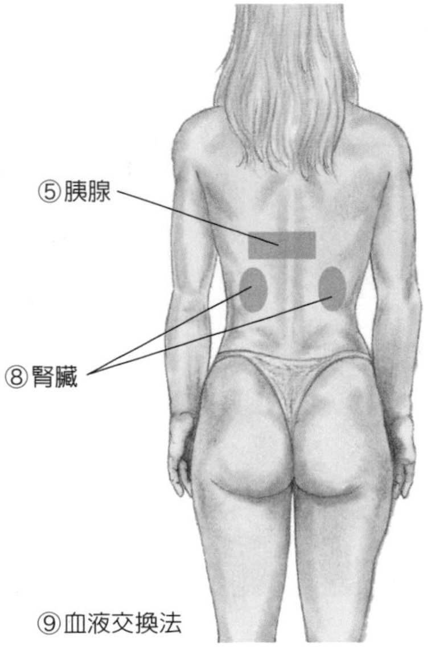

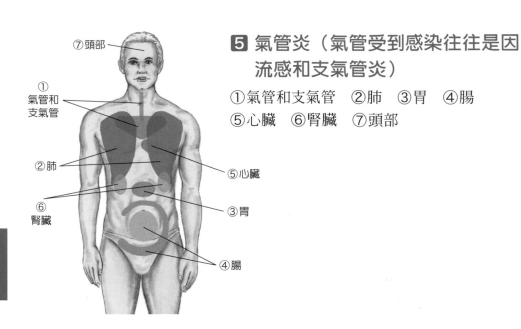

7 哮喘

慢性和急性哮喘

①支氣管　②肺臟　③肝臟　④胰腺　⑤橫膈膜　⑥胃　⑦腸
⑧腎臟　⑨頭部　⑩鼻　⑪心臟

※ **注意**：在急性發作治療期間，讓個案坐著接受治療。

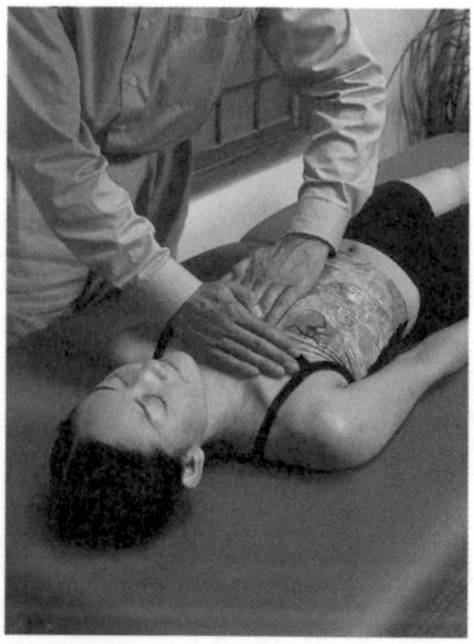
支氣管

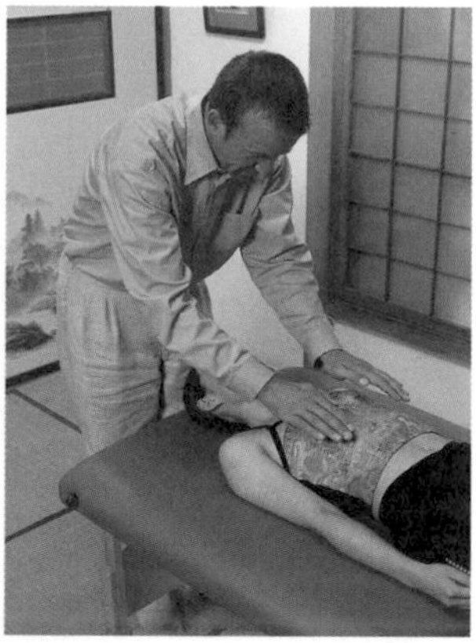
肺臟

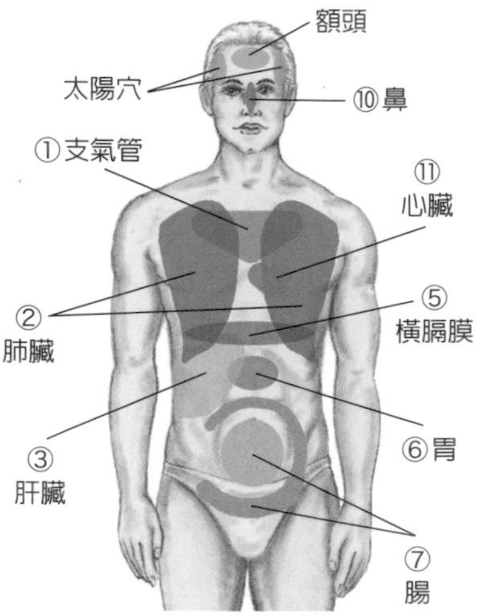

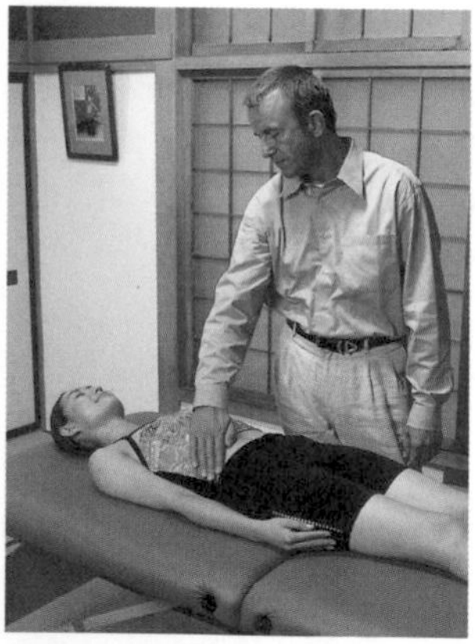
肝臟

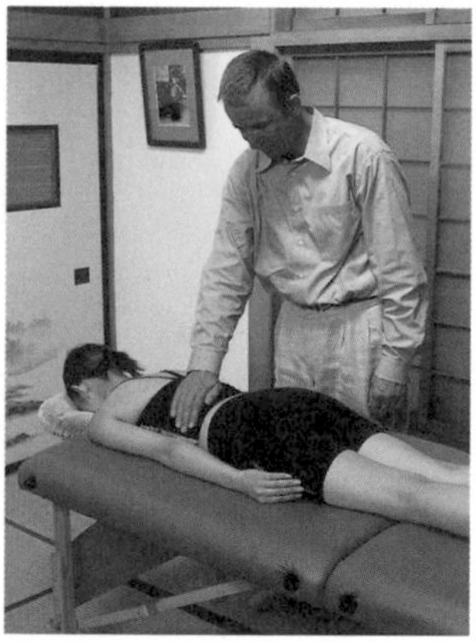
胰腺

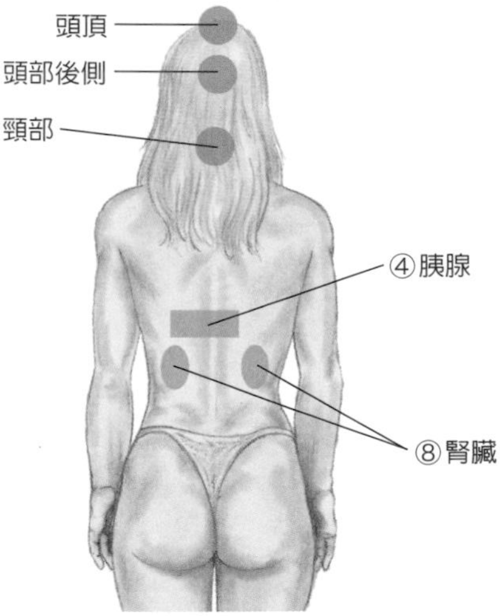

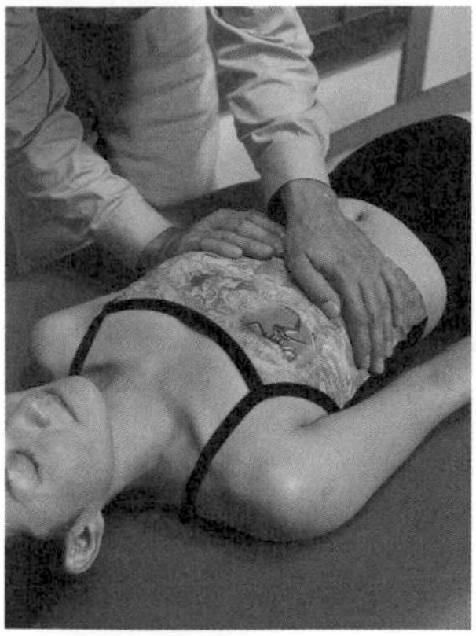
橫膈膜

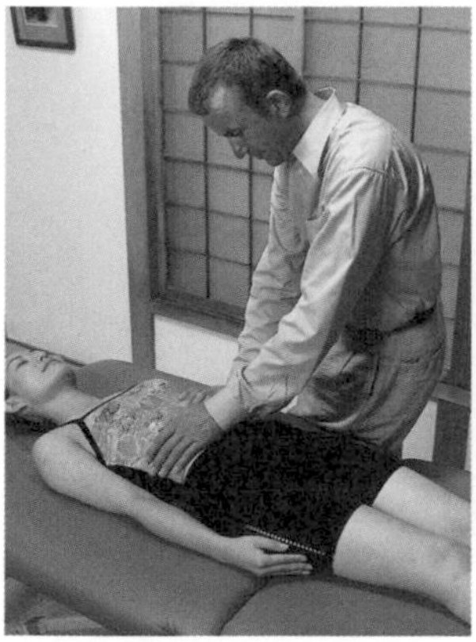
胃

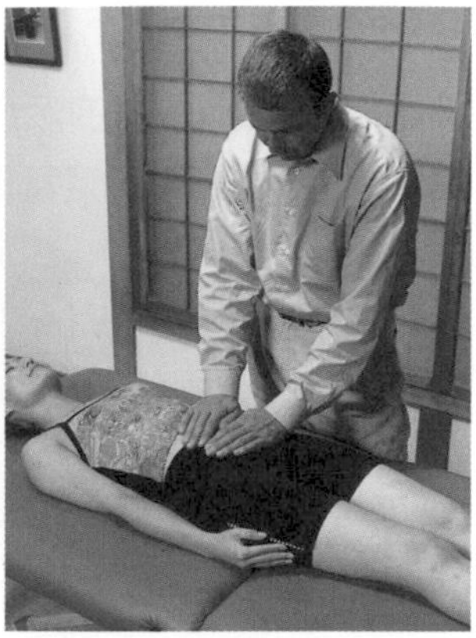
腸

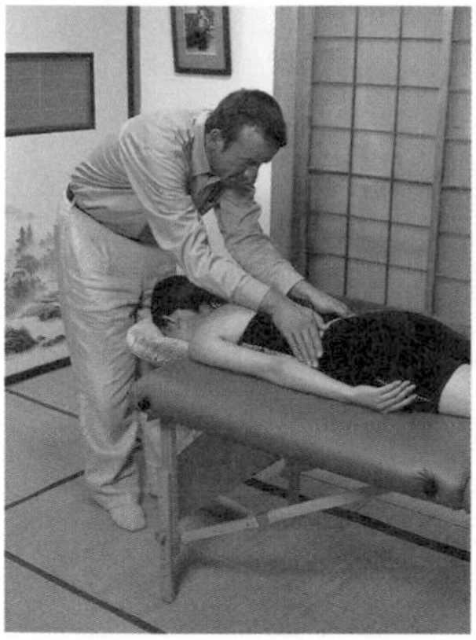
腎臟

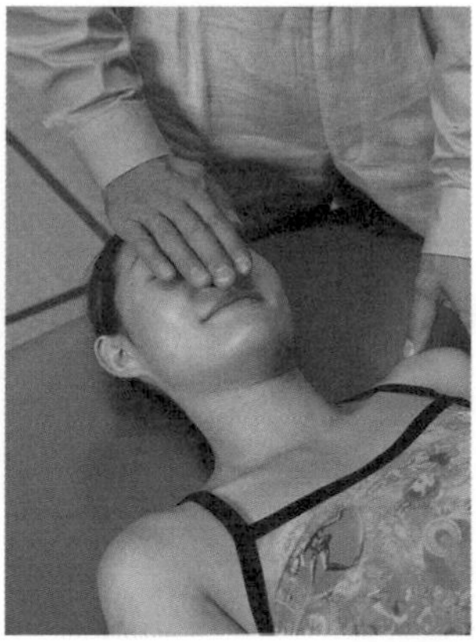
鼻

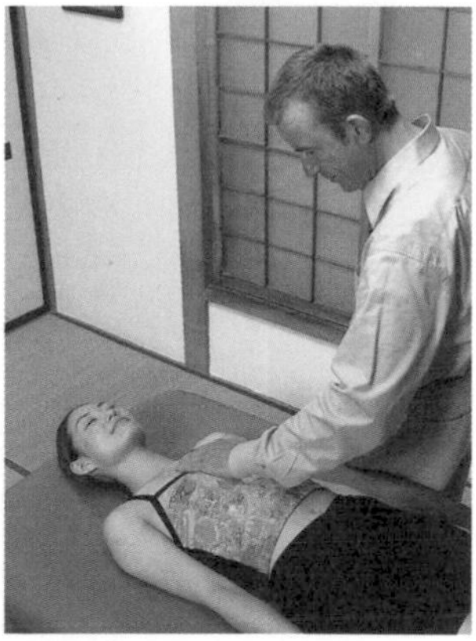
心臟

8 肺部疾病

肺水腫（肺中多餘的液體）、膿腫、肺結核、肺氣腫（遠端到細支氣管末端的空氣空間增大）

①肺部區域　②心臟　③肝臟　④胰腺
⑤胃　⑥腸　⑦膀胱　⑧腎臟　⑨脊髓
⑩頭部

> ※**注意**：無論女性患者的年齡為何，一定要治療子宮和卵巢。血液交換法有效，但不要對羸弱和病重的個案施行。

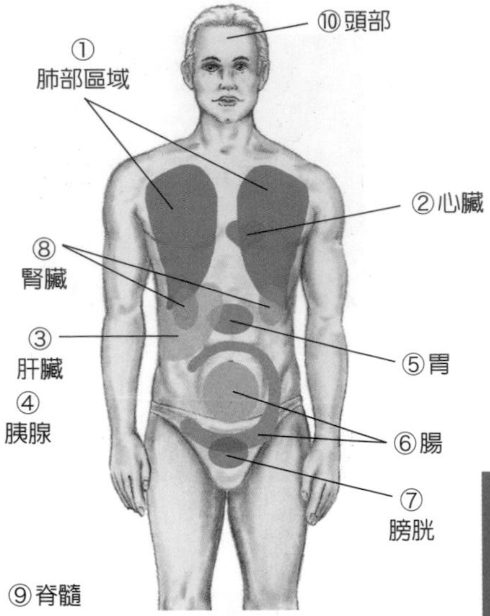

9 胸膜炎（胸膜感染）

乾燥和潮濕

①整個胸部區域　②心臟　③肝臟　④胰腺
⑤胃　⑥腸　⑦腎臟　⑧血液交換法

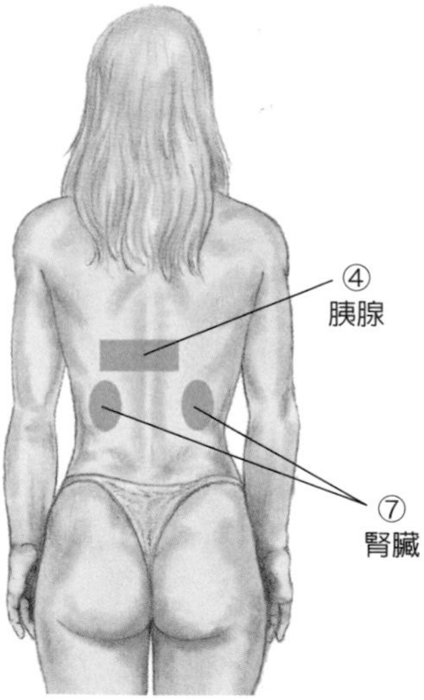

⑧血液交換法

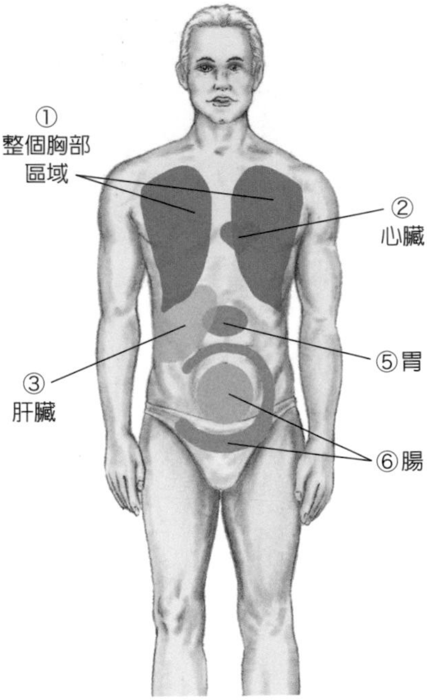

〈第四區塊〉心血管疾病

1 心臟病

感染性心內膜炎（心臟瓣膜感染）、心內膜炎、心內膜疾病的各種症狀、心臟的各種症狀、心悸、心絞痛等。

①心臟　②肝臟　③胃　④腸　⑤胰腺
⑥腎臟　⑦脊髓　⑧血液交換法

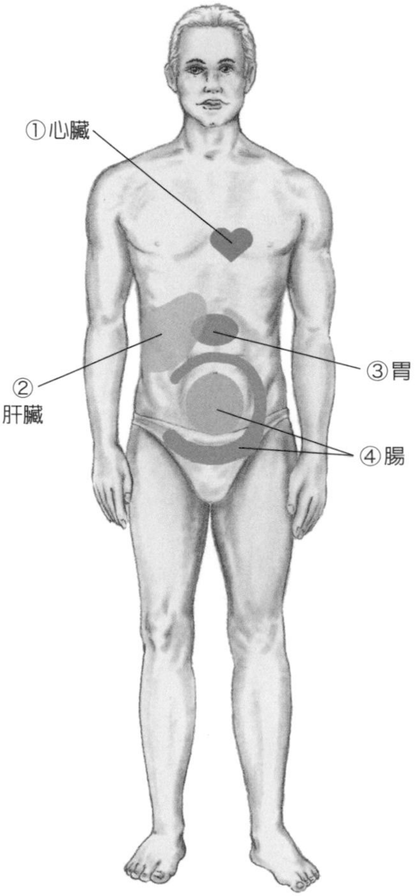

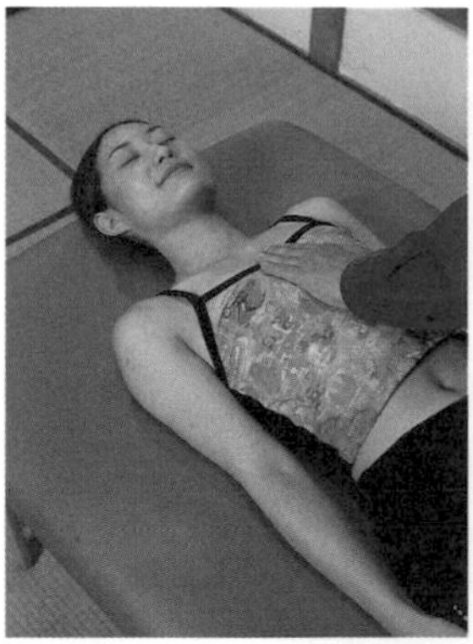

心臟

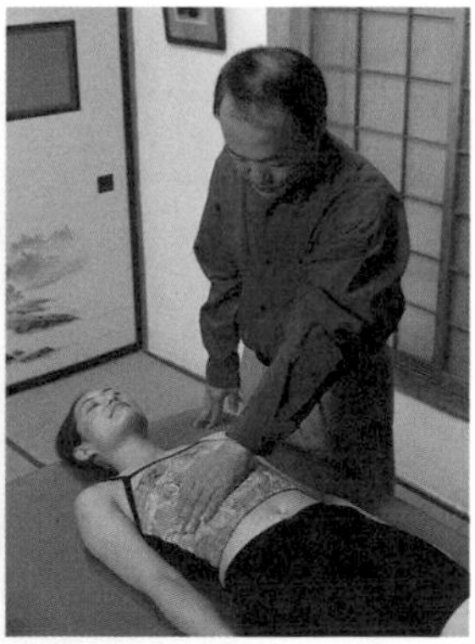

肝臟

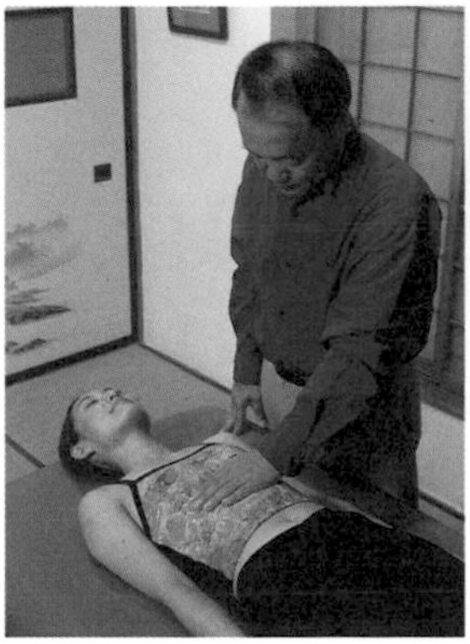

胃

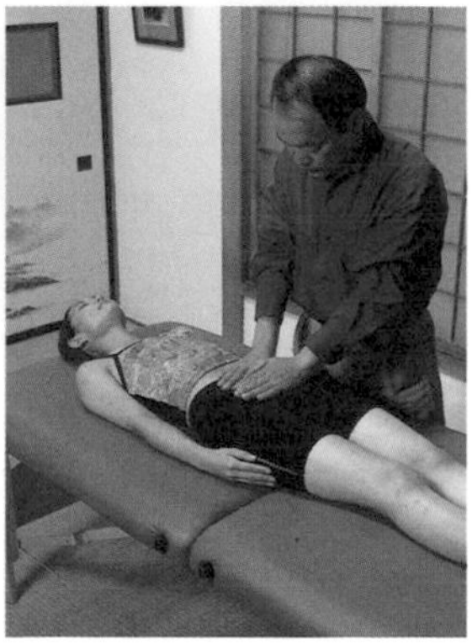

腸

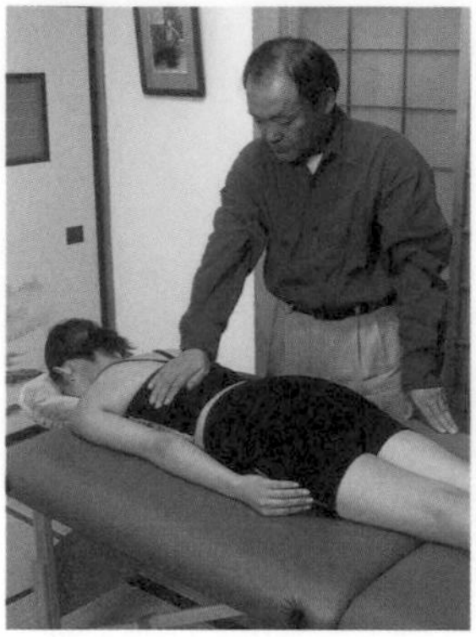

胰腺

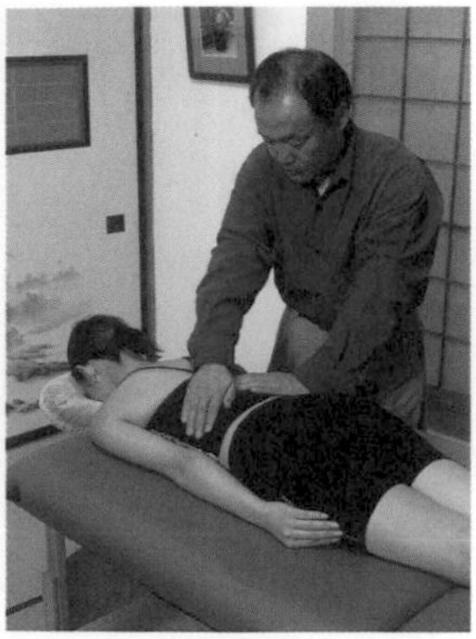

腎臟

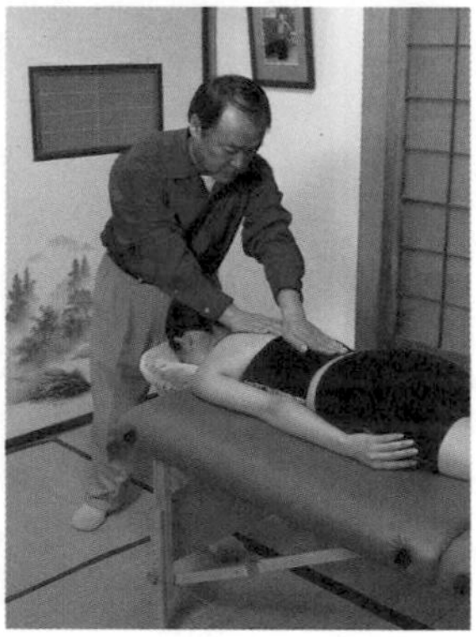

脊髓

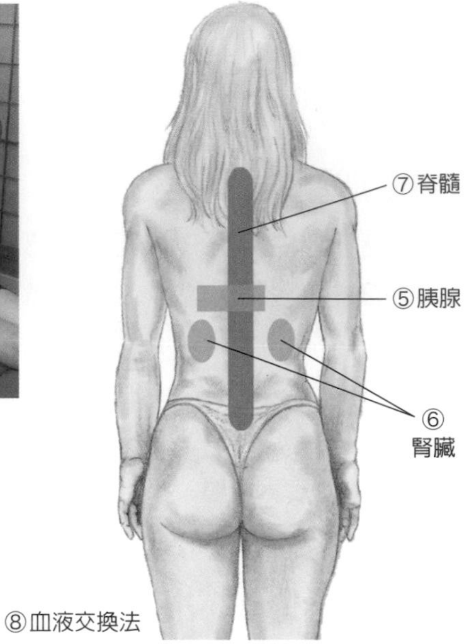

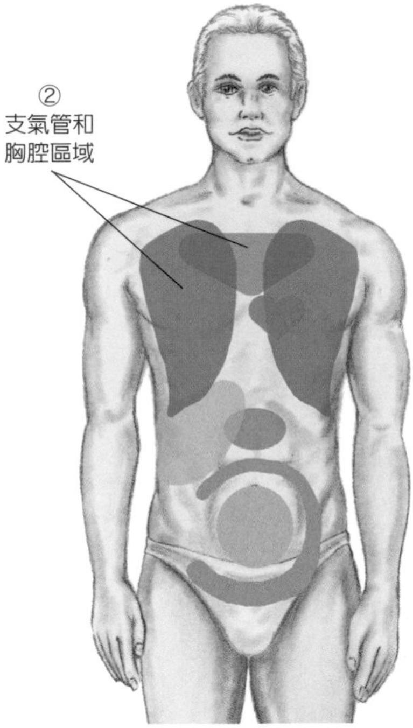

2 動脈硬化（動脈鈣化）

動脈瘤（血管擴張）、心臟性哮喘等。

①心臟問題治療方式相同

②支氣管和胸腔區域

〈第五區塊〉泌尿器官疾病

1 腎臟疾病

腎淤血、腎性貧血（血紅蛋白數減少）、萎縮、硬化、肥厚、膿腫、游離腎、腎盂炎（泌尿系統的囊性病變）、腎結石、尿毒症（血尿素氮慢性升高）、絲蟲病（由於絲蟲感染）

①腎臟　②肝臟　③胰腺　④心臟　⑤胃　⑥腸　⑦膀胱　⑧頭部
⑨血液交換法

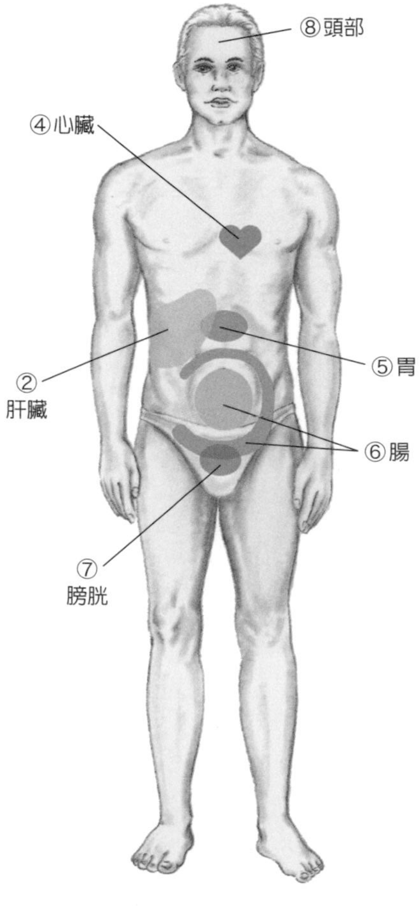

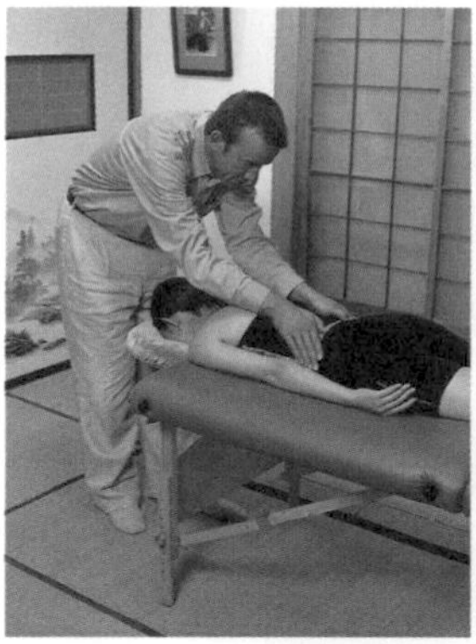
腎臟

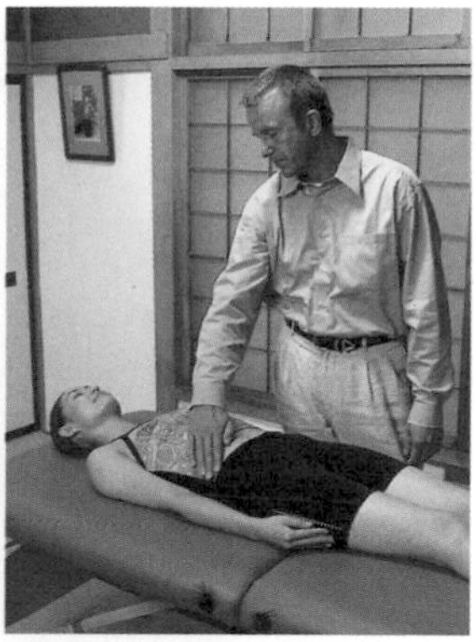
肝臟

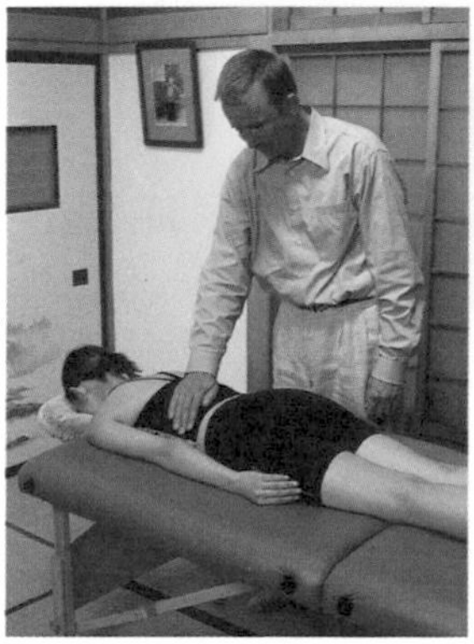
胰腺

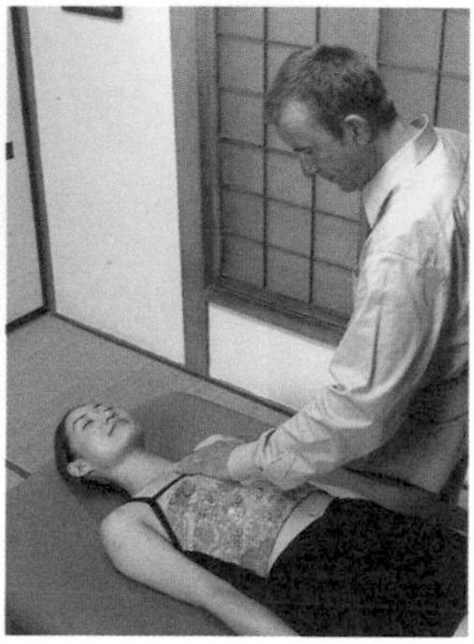
心臟

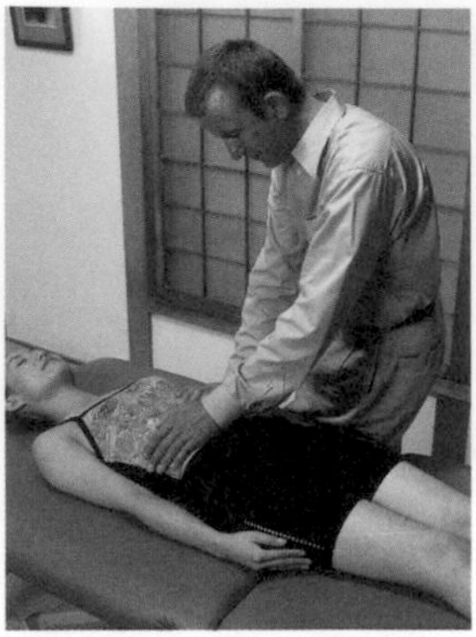

胃

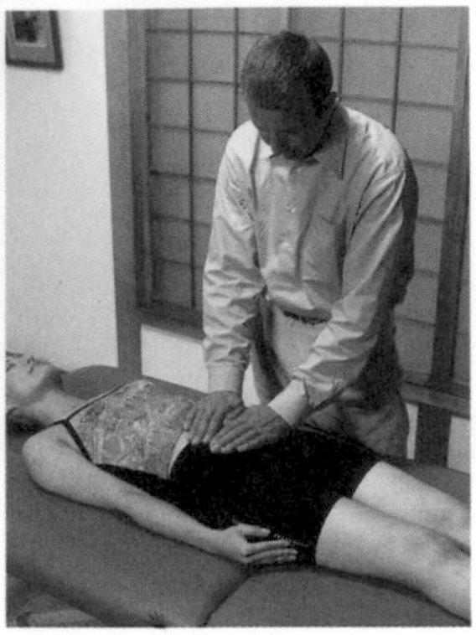

腸

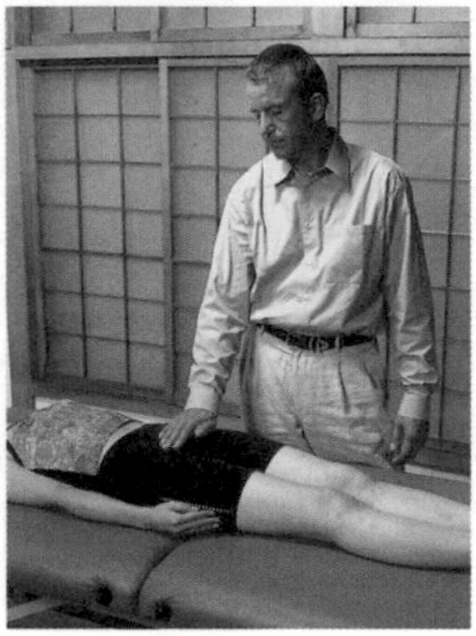

膀胱

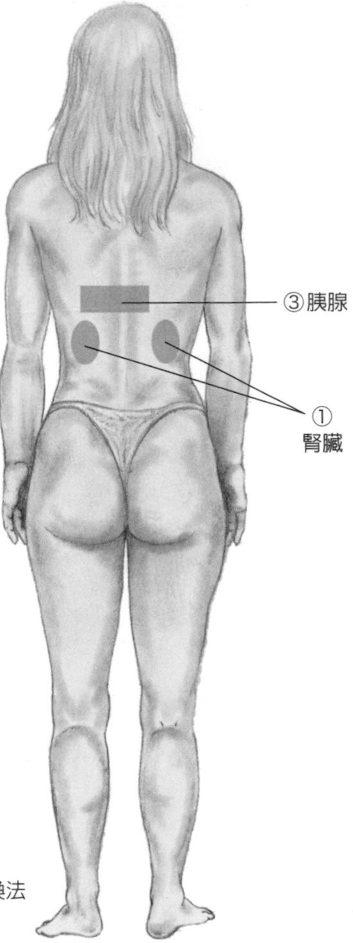

2 膀胱炎（膀胱發炎）

尿（液）滯留、尿毒症、急尿、排尿時疼痛。

①腎臟　②膀胱　③尿道　④攝護腺　⑤子宮　⑥與腎臟疾病治療相同

3 遺尿症（尿床）

①膀胱　②腸　③胃　④腎臟　⑤脊隨　⑥頭部　⑦血液交換法

〈第六區塊〉神經系統疾病

2 歇斯底里

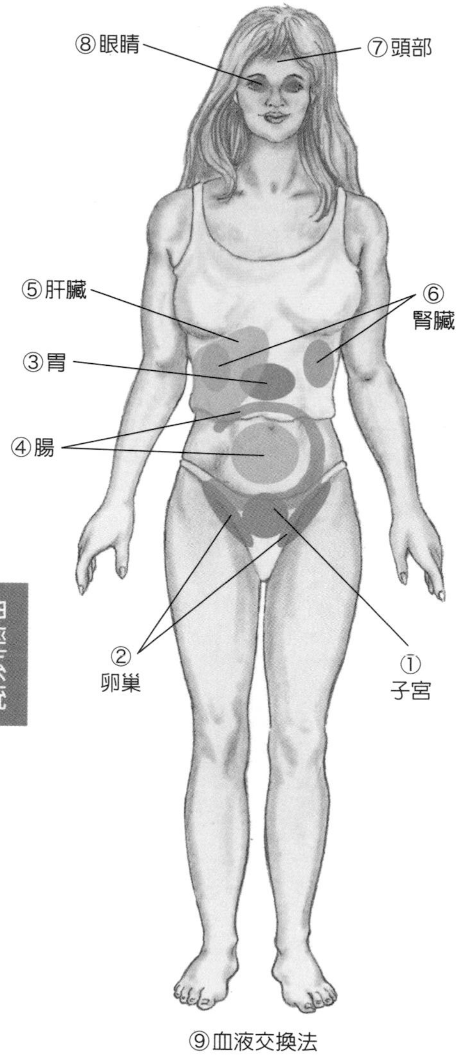

1 腦缺血、腦溢血（腦血管堵塞）

①頭部　②心臟

2 歇斯底里

①子宮　②卵巢　③胃　④腸　⑤肝臟
⑥腎臟　⑦頭部　⑧眼睛　⑨血液交換法

3 神經衰弱、失眠症（失眠）

①胃　②腸　③肝臟　④胰腺　⑤腎臟
⑥眼睛　⑦頭部　⑧血液交換法

※ **注意**：上頜積膿病患動作要非常輕柔。

4 腦膜炎

①頭部區域：主要治療頭部後側以及後頸部的肌腱。

※ **注意**：主要治療頭部是為了治癒此疾病的根本原因。治療鼻子、前額和頭部發炎的區域。也為了治癒遠端器官的疾病，例如胃炎與由丹毒引起的肺炎。與結核病的治療相同。

5 流行性腦脊髓膜炎

①脊髓　②頭部後側和後頸部的肌腱　③心臟
④胃　⑤腸　⑥肝臟　⑦腎臟　⑧膀胱

※ **注意**：主要治療脊髓、頭部後側和後頸部的肌腱。

6 脊髓炎（脊髓的炎症）

①整體脊髓　②胃　③腸　④肝臟
⑤膀胱　⑥腎臟　⑦頭部　⑧血液交換法

7 腦出血

腦出血、腦血栓形成等。

①頭部　②心臟　③腎臟　④胃　⑤腸
⑥肝臟　⑦脊髓　⑧癱瘓部位

8 脊髓灰質炎（小兒麻痹症）

①脊髓　②胃　③腸　④腎臟　⑤薦骨
⑥癱瘓部位　⑦頭部　⑧血液交換法

9 神經痛症（神經痛）、麻痹、神經痙攣、偏頭痛

①受影響部位　②肝臟　③胰腺　④胃
⑤腸　⑥腎臟　⑦頭部　⑧脊髓
⑨血液交換法

※**注意**：留意子宮和卵巢。

10 腳氣病

①胃　②腸　③心臟　④肝臟　⑤胰腺
⑥腎臟　⑦癱瘓或水腫部位　⑧血液交換法

9 神經痛症

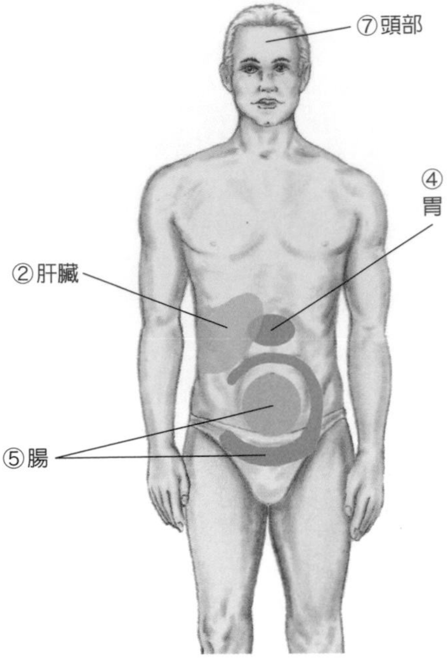

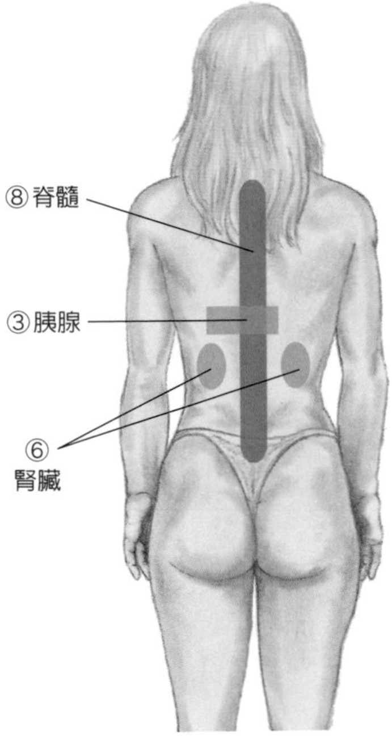

⑨血液交換法

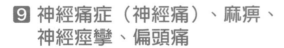

⑯ 中毒

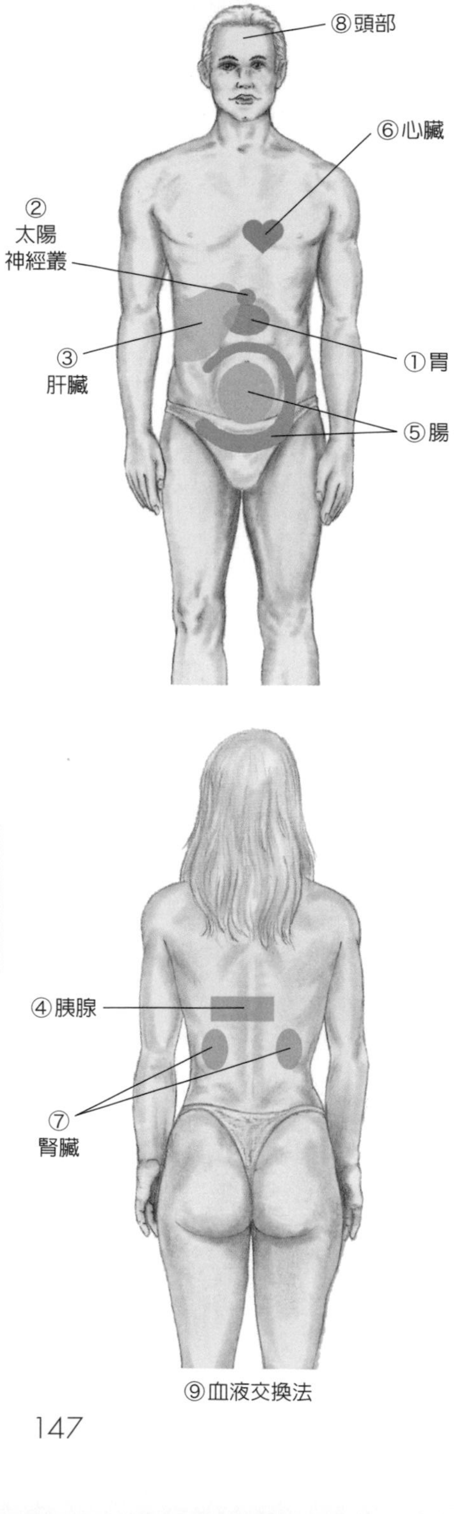

⑪ 巴塞多氏症（葛瑞夫茲氏症，自身免疫性疾病，常導致甲狀腺功能亢進症）

①子宮　②卵巢　③胃　④腸　⑤肝臟
⑥胰腺　⑦心臟　⑧甲狀腺　⑨眼睛
⑩腎臟　⑪脊髓　⑫血液交換法

⑫ 癲癇

①肝臟　②胰腺　③頭部　④胃　⑤腸
⑥腎臟　⑦脊髓　⑧血液交換法

⑬ 痙攣

①肝臟　②胃　③腸　④腎臟　⑤脊髓
⑥肩膀　⑦手臂　⑧肘關節部位
⑨手腕　⑩頭部

⑭ 舞蹈症（亨丁頓舞蹈症、身體各部位非自主性動作等）

①肝臟　②胃　③腸　④腎臟　⑤脊髓
⑥雙腿、雙腳、手臂和手的痙攣部位
⑦頭部　⑧血液交換法

⑮ 暈船症

①胃　②太陽神經叢　③頭部

⑯ 中毒、食物中毒、成癮

①胃　②太陽神經叢　③肝臟　④胰腺　⑤
⑥心臟　⑦腎臟　⑧頭部　⑨血液交換法

〈第七區塊〉傳染病

1 傷寒、副傷寒

①肝臟　②胰腺（脾臟）　③胃　④腸
⑤心臟　⑥腎臟　⑦脊髓　⑧頭部

2 痢疾

霍亂、兒童痢疾和其他

①胃　②腸　③肝臟　④胰腺　⑤腎臟
⑥心臟　⑦頭部　⑧血液交換法

3 麻疹

①咽　②氣管　③支氣管　④胃　⑤腸
⑥心臟　⑦腎臟　⑧脊髓　⑨頭部

4 猩紅熱

①咽　②胸腔　③腎臟　④胃　⑤腸
⑥膀胱　⑦頭部　⑧血液交換法

5 水痘和帶狀皰疹

①胃　②腸　③腎臟　④血液交換法
⑤感染部位　⑥頭部

3 麻疹

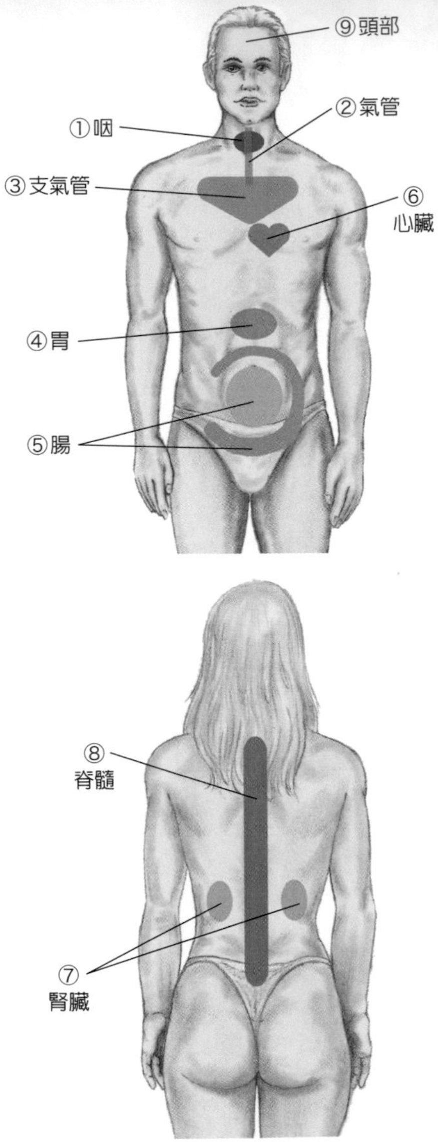

6 流感病毒（流感）

①鼻　②咽　③氣管　④支氣管　⑤肺部　⑥肝臟　⑦胰腺　⑧胃
⑨腸　⑩腎臟　⑪頭部區域　⑫血液交換法

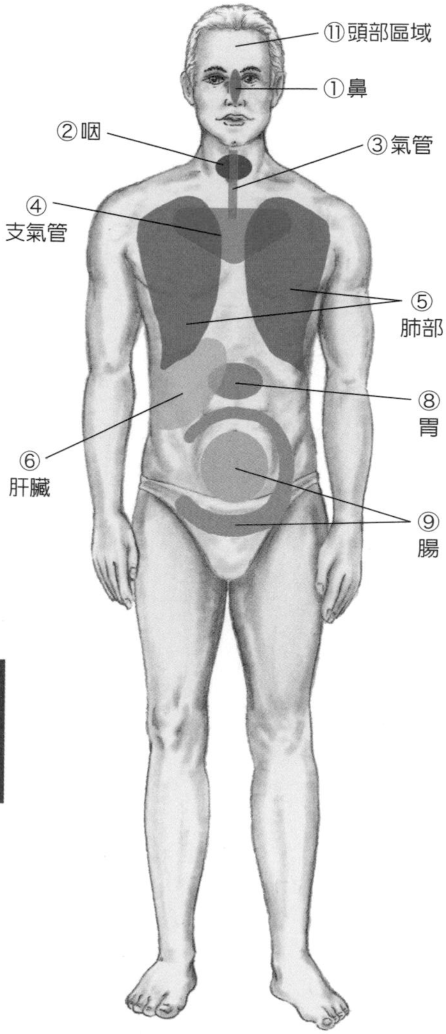

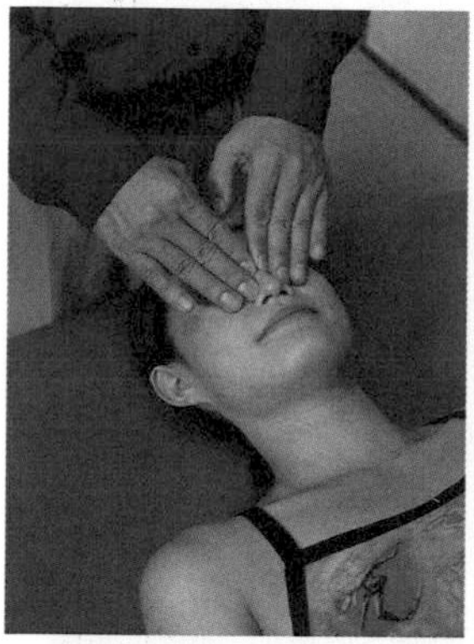
鼻骨

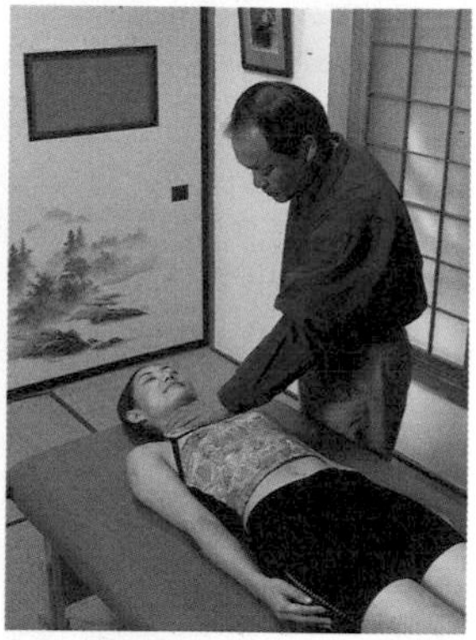
咽

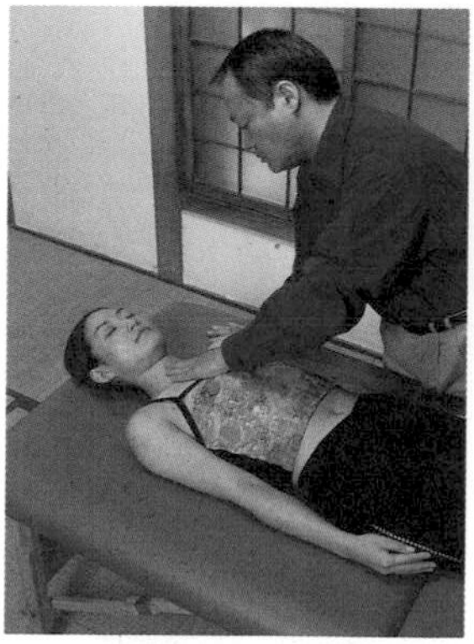
氣管

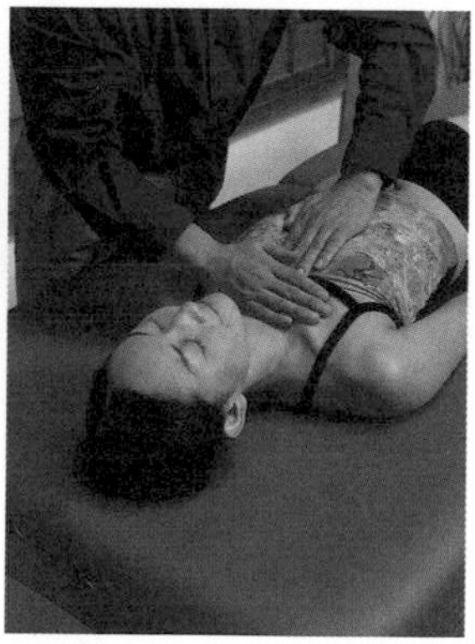
支氣管

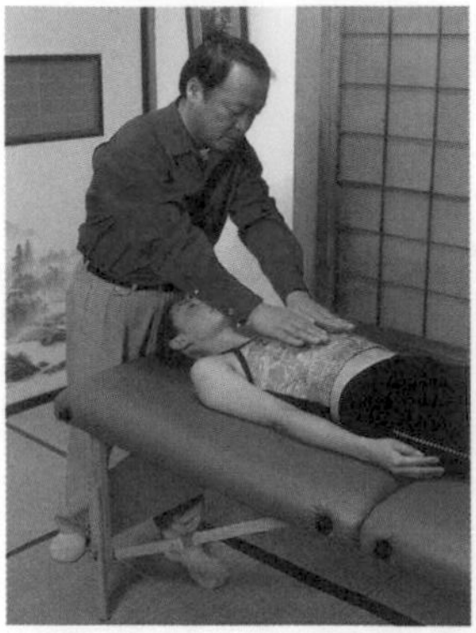
肺部

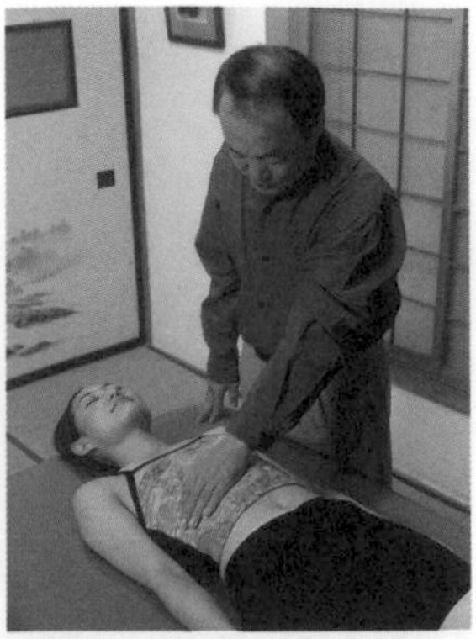
肝臟

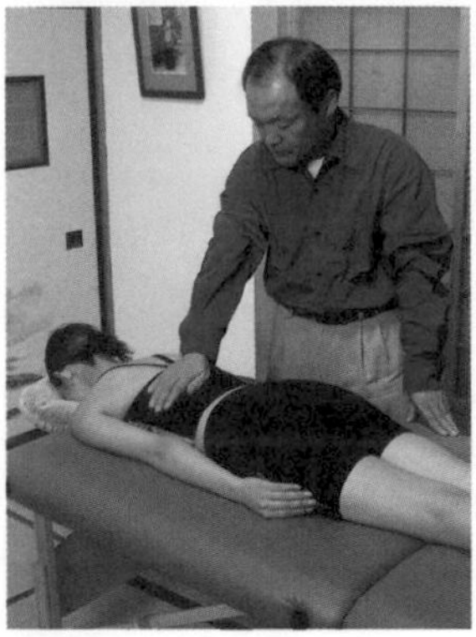
胰腺

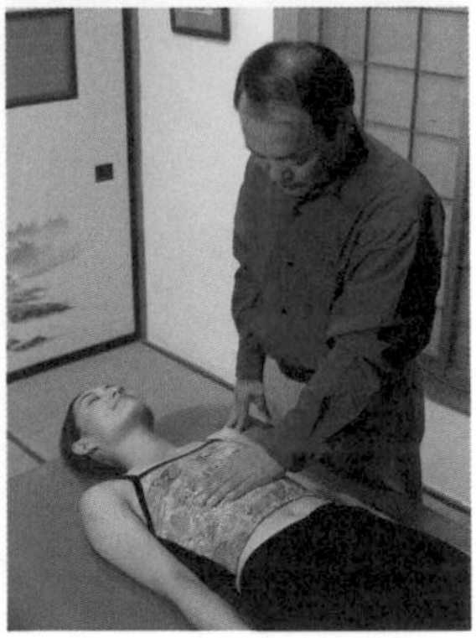
胃

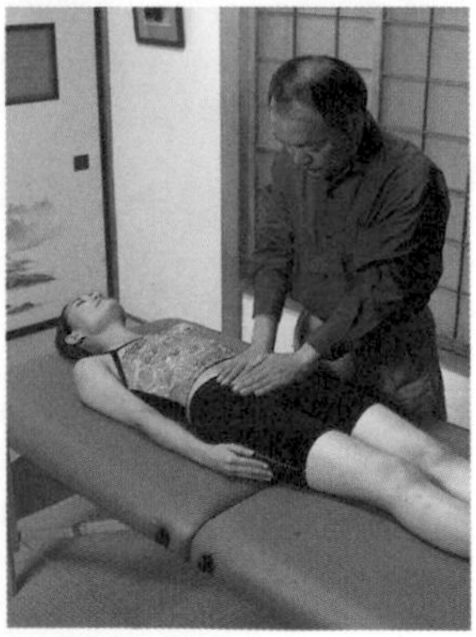
腸

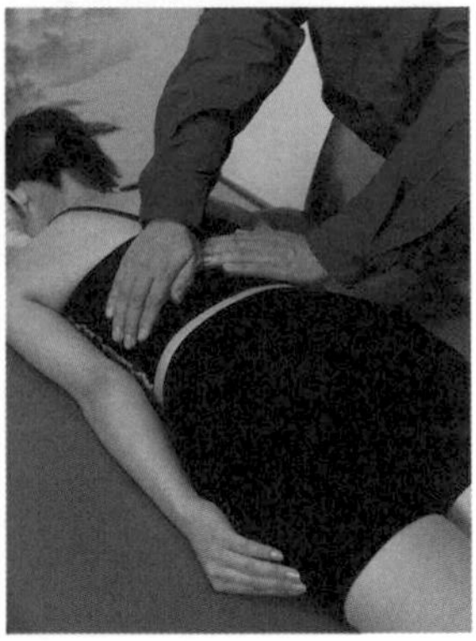
腎臟

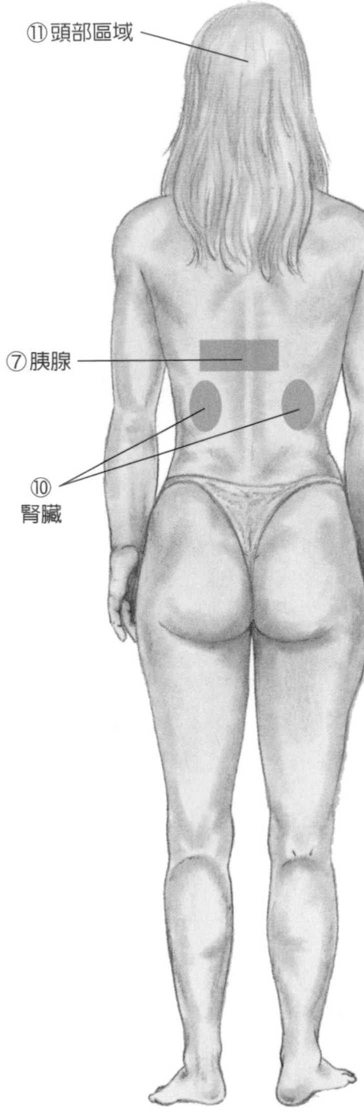

⑫血液交換法

7 百日咳

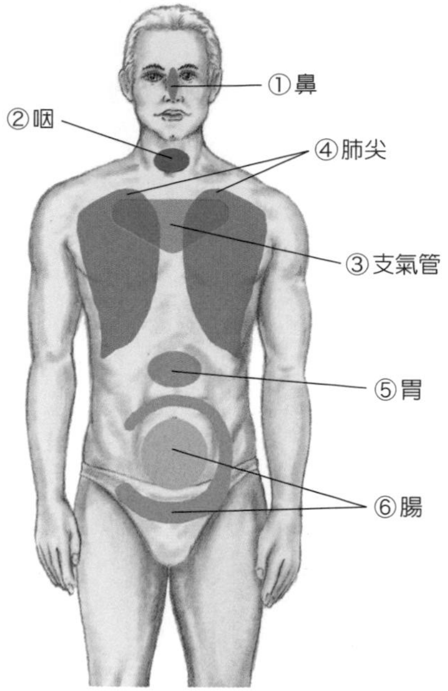

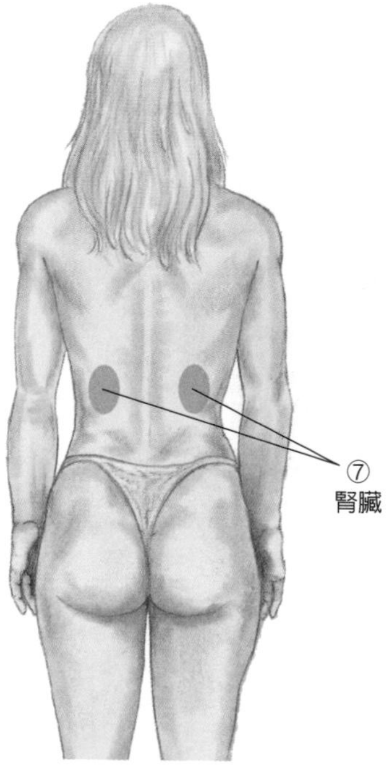

⑧血液交換法

7 百日咳、百日咳（上呼吸道感染）

①鼻　②咽　③支氣管　④肺尖　⑤胃
⑥腸　⑦腎臟　⑧血液交換法

8 白喉

①咽　②氣管　③鼻　④肺　⑤心臟
⑥肝臟　⑦胃　⑧腸　⑨腎臟　⑩頭部
⑪血液交換法

9 神外耳氏症（由鉤端螺旋體菌引起的急性傳染病）

①肝臟　②胰腺（脾臟）　③胃　④腸
⑤膀胱　⑥腎臟　⑦脊髓　⑧頭部
⑨血液交換法

10 瘧疾

①胰腺（脾臟）　②肝臟　③心臟　④胃
⑤腸　⑥腎臟　⑦脊髓　⑧血液交換法

11 破傷風

①顎骨　②頭部後側　③喉嚨　④肺部
⑤感染部位　⑥胃　⑦腸　⑧腎臟
⑨脊髓

※ **注意**：產後破傷風病例要治療子宮。假使孩子是母親的第一胎，便要治療肚臍。

傳染病

⑫ 關節風濕病，肌肉風濕病

①患處　②心臟　③胸部　④肝臟　⑤胰腺　⑥胃　⑦腸　⑧腎臟　⑨脊髓　⑩頭部

⑬ 狂犬病

①感染部位　②心臟　③肝臟　④腎臟　⑤胃　⑥腸　⑦脊髓　⑧咽　⑨頭　⑩血液交換法

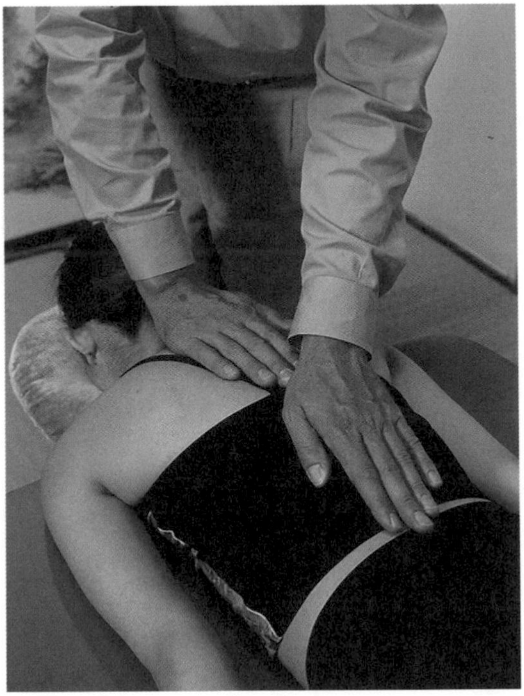

脊髓

〈第八區塊〉全身性疾病

1 貧血、白血病、壞血病

①心臟　②肝臟　③胰腺　④胃　⑤腸　⑥腎臟　⑦脊髓　⑧血液交換法

2 糖尿病

①肝臟　②胰腺　③心臟　④胃　⑤腸　⑥膀胱　⑦腎臟　⑧頭部
⑨脊髓　⑩血液交換法

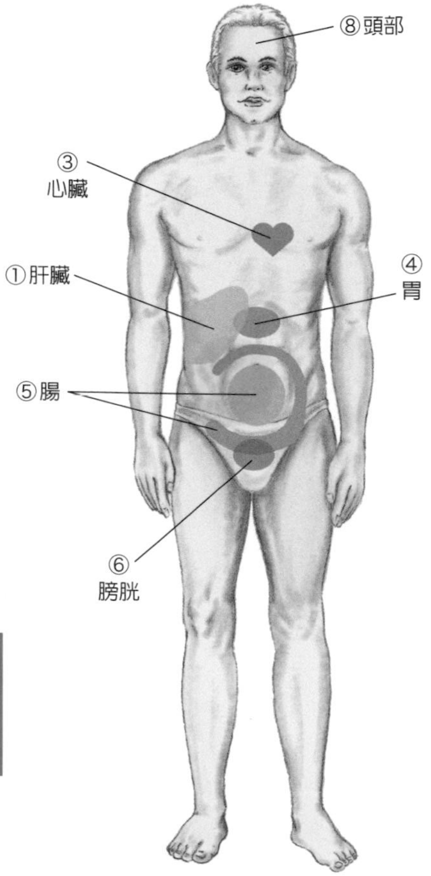

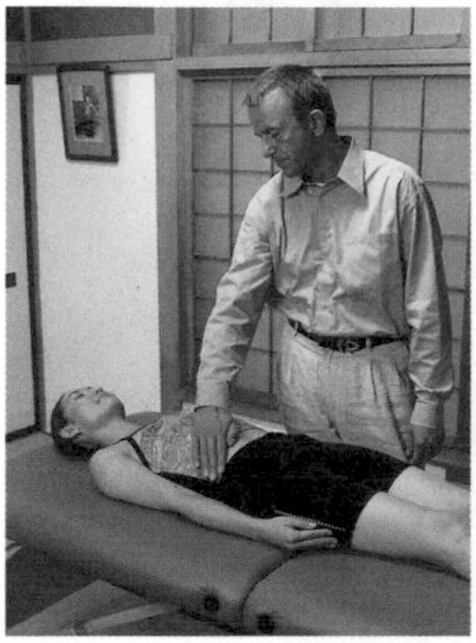

肝臟

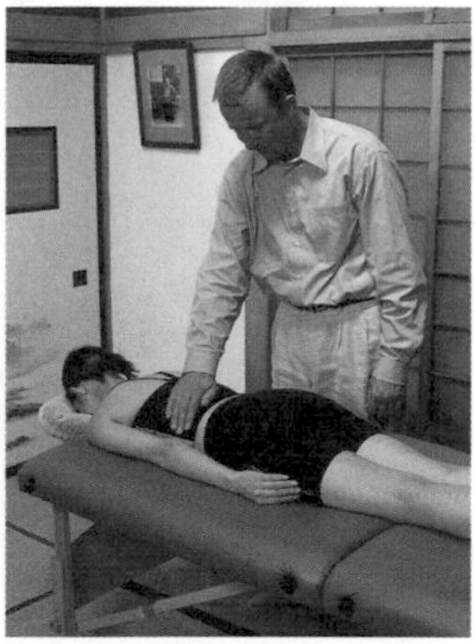

胰腺

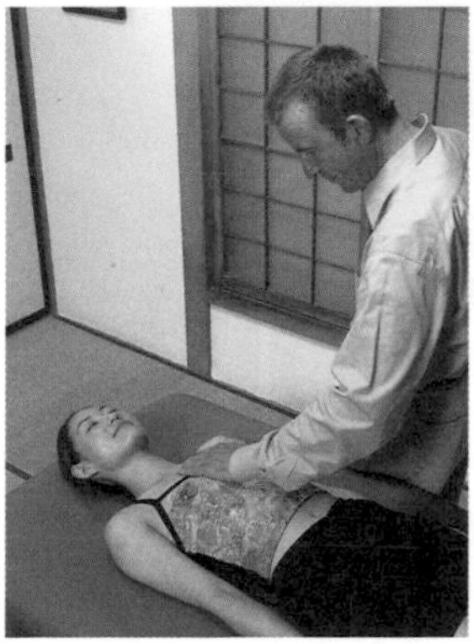

心臟

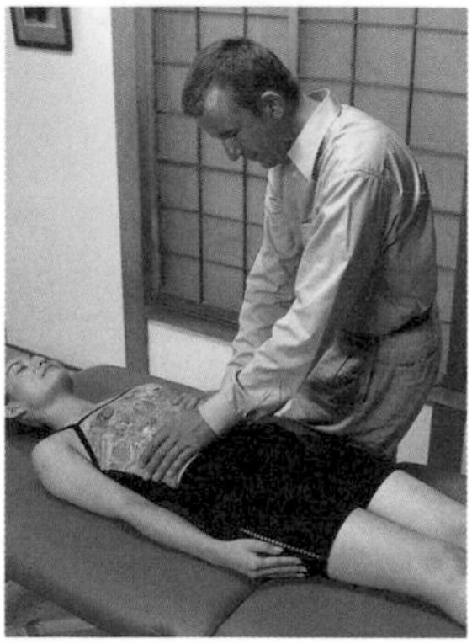

胃

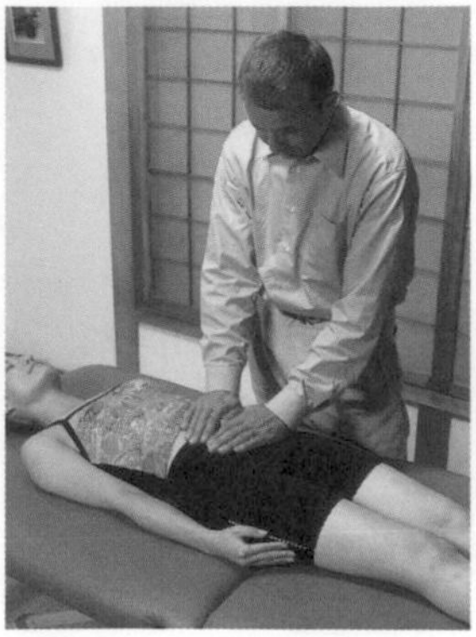
腸

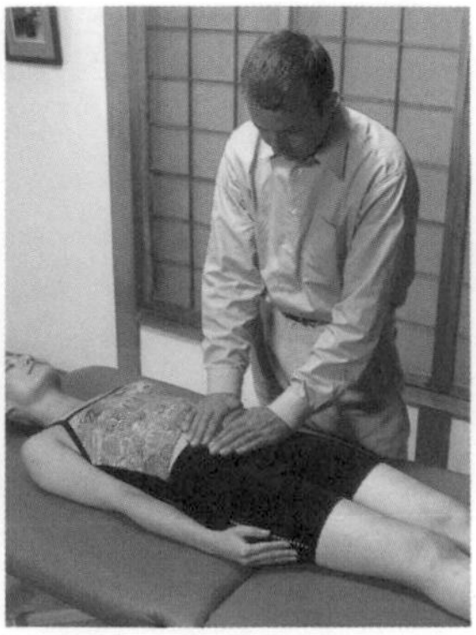
膀胱

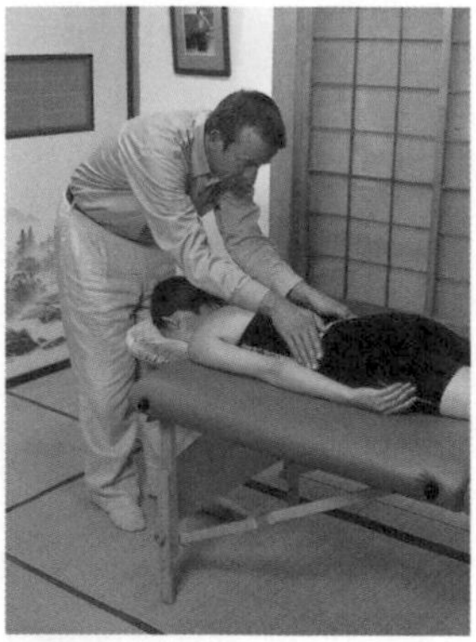
腎臟

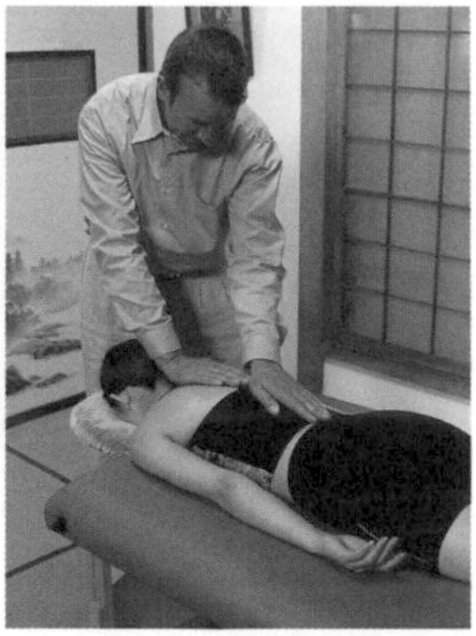
脊髓

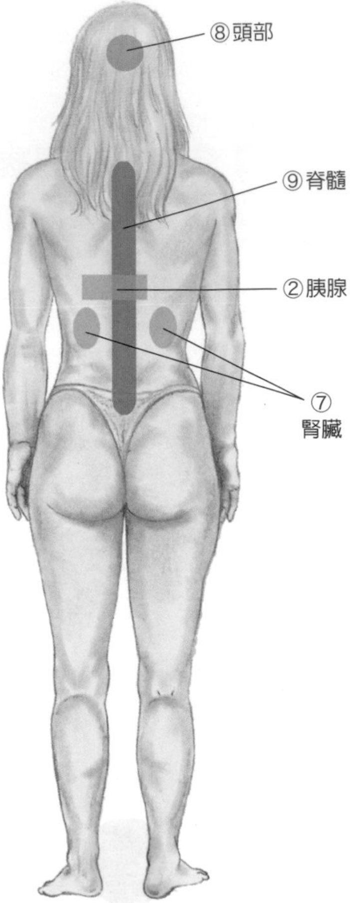

⑩血液交換法

3 皮膚病

①胃　②腸　③肝臟　④腎臟　⑤患處　⑥血液交換法

4 肥胖症（肥胖）

同糖尿病

5 疹腺病，甲狀腺（甲狀腺腫）

①患處　②胃　③腸　④肝臟　⑤心臟　⑥胸部　⑦腎臟　⑧脊髓
⑨血液交換法

〈第九區塊〉其他疾病與症狀

1 嬰兒痙攣症

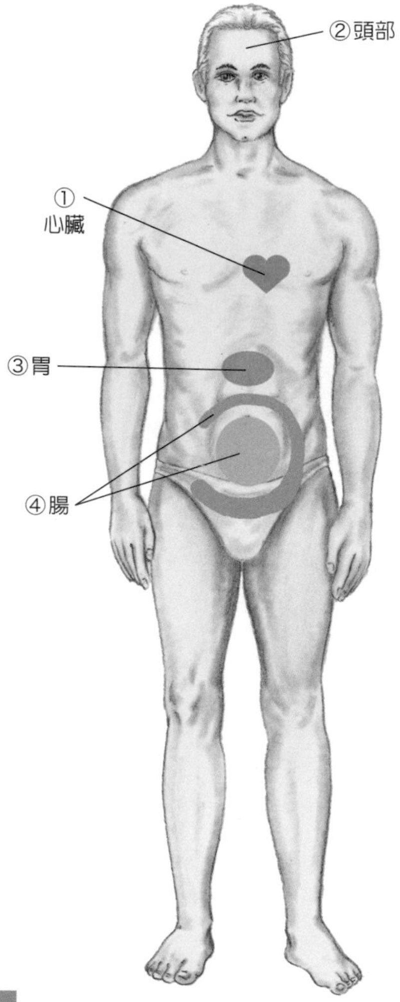

1 嬰兒痙攣症

①心臟　②頭部　③胃　④腸

2 兒童先天性梅毒

①感染部位　②解毒劑

3 胎位不正

①子宮

4 妊娠

如果持續治療子宮，有益胎兒生長健康。

5 生產

①薦骨　②腰椎

※ **注意**：如果你治療這些部位，嬰孩會在十二次陣痛後順利出生。如果你在產後繼續治療這些部位，產後也會較為輕鬆。

6 死胎

如果你治療子宮，死胎會在當天或第二天自然娩出。

7 停止泌乳

如果你治療乳房周遭和乳腺，母親將很快開始泌乳。

8 嘔吐

①子宮　②胃　③太陽神經叢　④腸
⑤腎臟　⑥頭部　⑦脊髓

9 鏈球菌感染

①感染部位　②胃　③腸　④肝臟　⑤心臟
⑥腎臟　⑦脊髓　⑧血液交換法

10 多汗症

①腎臟　②患處　③血液交換法

11 燒燙傷

將一隻手放在離患處三至六公分的地方，當疼痛消失後，直接將手放在患處。

12 被劍刺傷（和其他割傷傷口）

用拇指或手掌按壓傷口，以防出血。

13 失去意識引起的跌倒、觸電等

①勝（Katsu）* ②心臟　③頭部

14 溺水

①幫助病人將水吐出　②勝（Katsu）*
③心臟　④頭部

10 多汗症

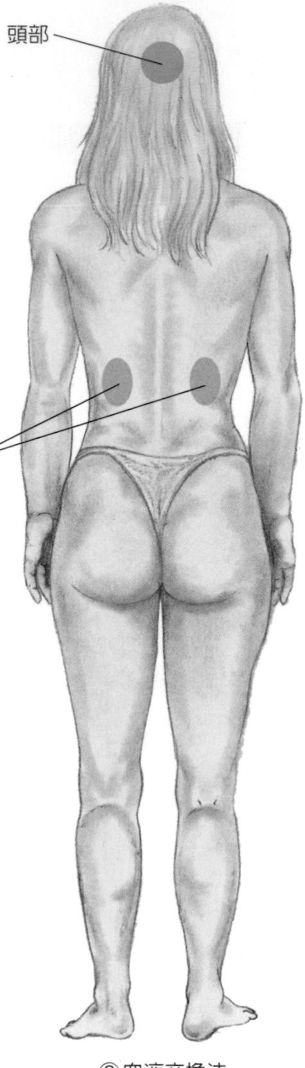

③血液交換法

我建議不要使用這項技術，除非你已能依照正確的指引來使用它。

＊傳統武術中用於使人甦醒的一項技術。患者趴著，施行者將非慣用手放在他的太陽神經叢後面。慣用手放置在非慣用手上方，迅速並堅實地用自己的體重和呼吸下壓。從丹田（肚臍下方兩或三指幅的寬度）喊出：「勝！」

⓯ 更年期、經痛

①子宮　②卵巢　③薦骨

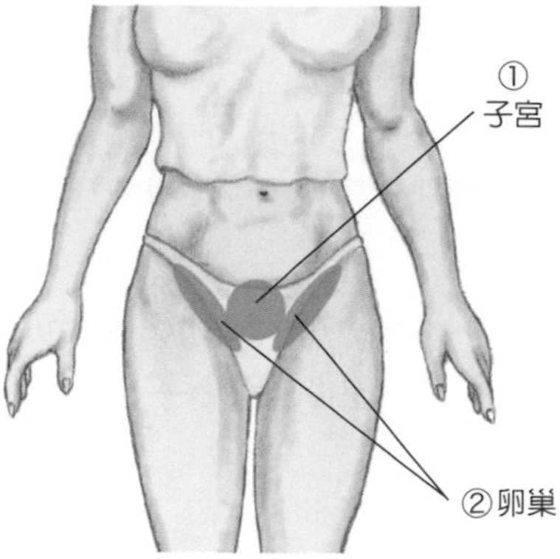

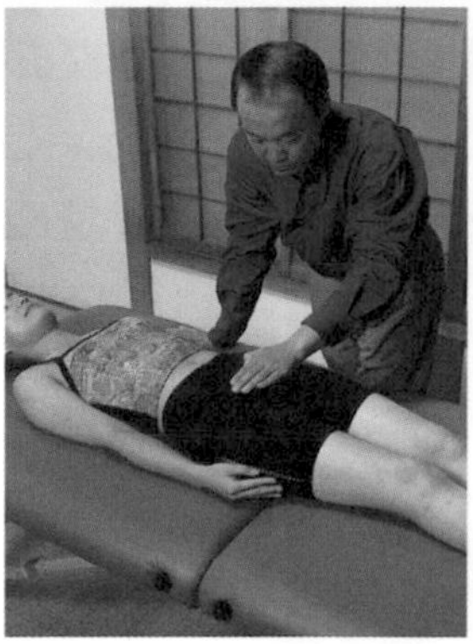
子宮

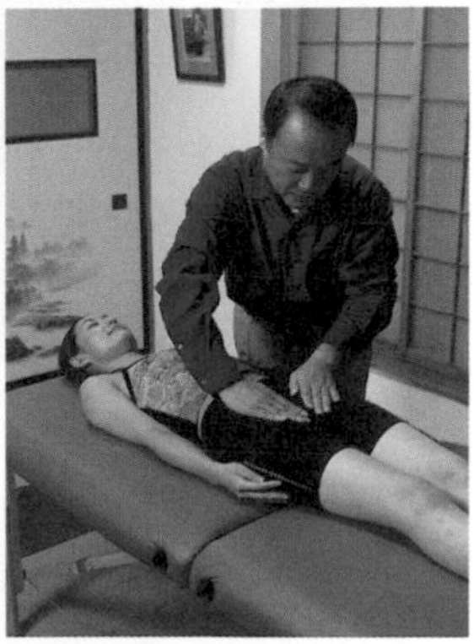
卵巢

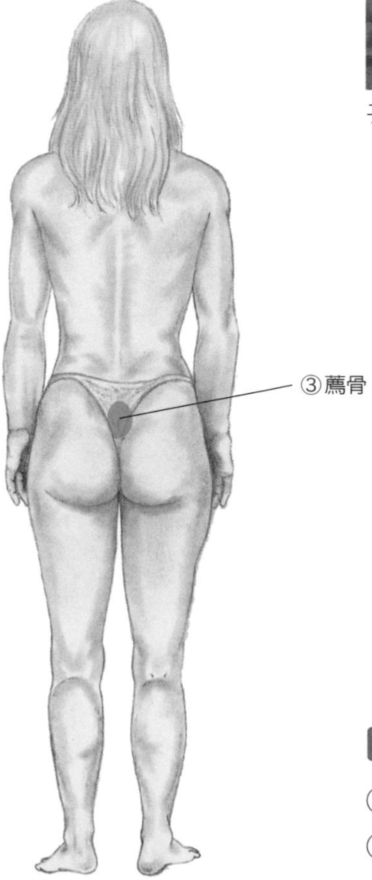

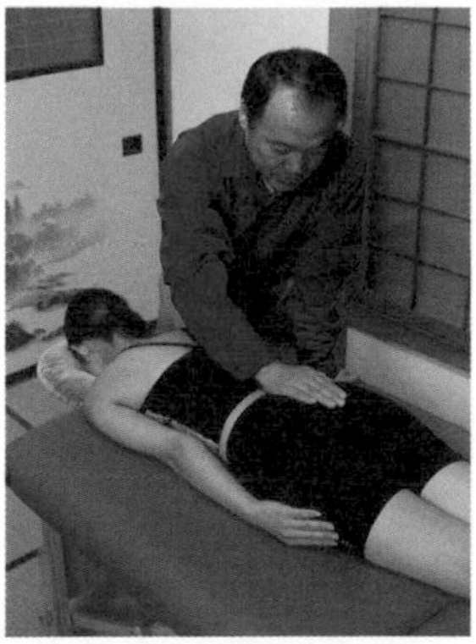
薦骨

⓰ 打嗝

①橫膈膜　②肝臟　③胰腺　④腎臟
⑤胃　⑥腸　⑦脊髓　⑧頭部

17 口吃

①咽　②頭部　③歌唱練習

一號練習曲：「Mukou no Koike ni "Dojo" ga sanbiki nyoronyoro to」
（有三條泥鰍在那邊的池塘裡扭動著。）

二號練習曲：「Oya ga Kahyo nara ko ga Kahyo. Ko-Kahyo ni Mago-Kahyo」
（父親是Kahyo，他的孩子是Kahyo。兒子Kahyo和孫子Kahyo。）

※ **注意**：唱得出這些歌謠的人可被治癒。

18 指尖疼痛

①患處

19 嘔吐

①胃　②太陽神經叢　③肝臟　④胃後面的脊髓部位　⑤頭部　⑥腎臟

20 碎片插入

①患處

※ **注意**：當疼痛消失碎片出現時，將碎片拔出來。

21 淋病

①尿道　②肛門括約肌（會陰穴）　③膀胱　④子宮

※ **注意**：如果是睪丸炎（慢性睪丸炎）將你的手輕輕放在睪丸上。

22 疼痛痙攣，胃痙攣

①胃　②在胃的後面　③肝臟　④腎臟　⑤腸　⑥頭部

23 疝氣

輕輕觸摸受影響的區域時，它會自行收縮。治療胃和腸。

結語

臼井大師在鞍馬山（Mount Kurama）覺醒之後，他為同行者將在山上獲得的開悟，轉化成可實踐的眞實。

這些無形無像顯化爲靈氣治療，夢想成眞。由於他在一九二六年早逝，需要一位適任的學生繼續這項工作。這個學生即爲林博士，他以極大的奉獻之情跟隨著這個召喚，儘管從未獲臼井靈氣療法學會選爲主席或正式繼任者。

筆者每一天皆感謝著臼井博士和林博士所給予人類的貢獻。親愛的讀者，我們想要將這份感謝延伸到你身上，唯有你的幫助，靈氣得以療癒這世界的創傷。

照片附錄

「林靈氣療法指針」中的手位法

（此附錄依英文字母排序）

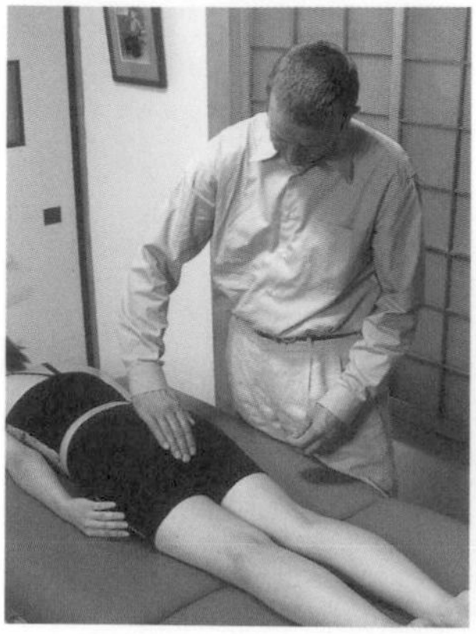
Anus 肛門

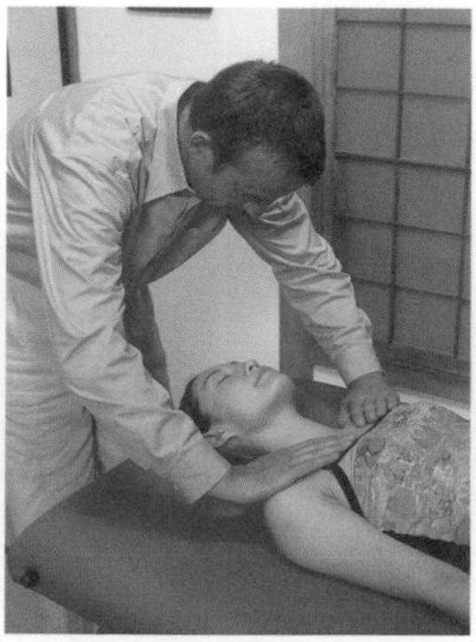
Apex of lungs 肺尖

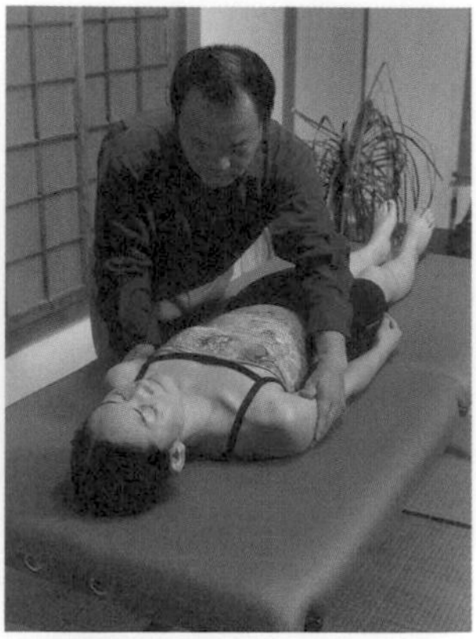
Arms 雙臂

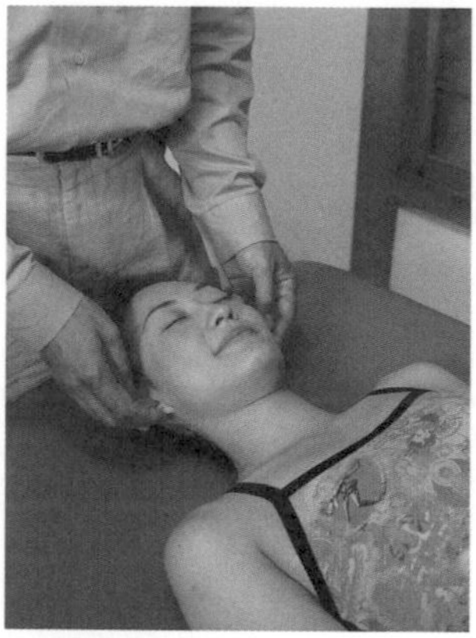
Auditory canal 耳道

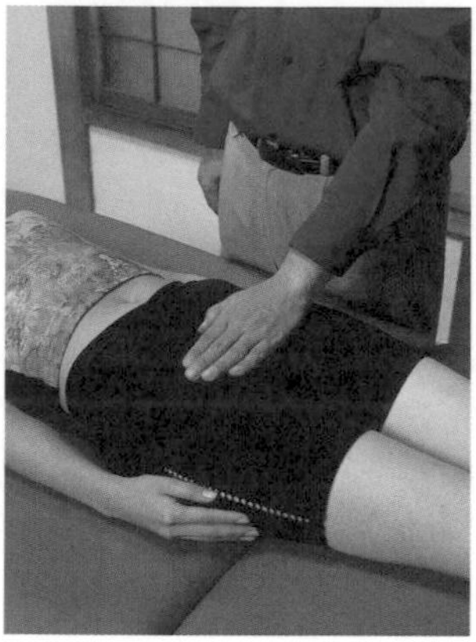
Bladder 膀胱

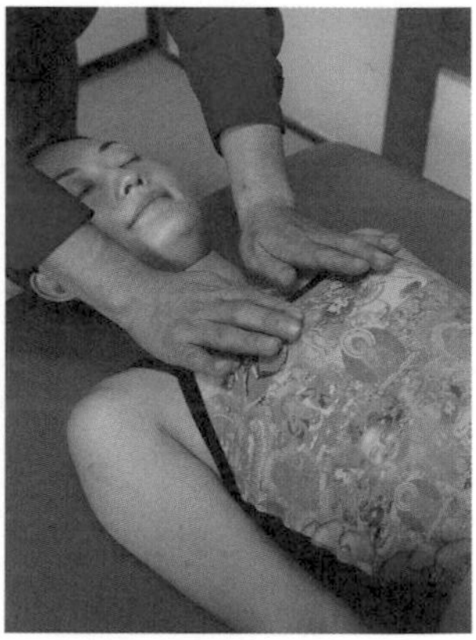
Breast and mammary glands
乳房和乳腺

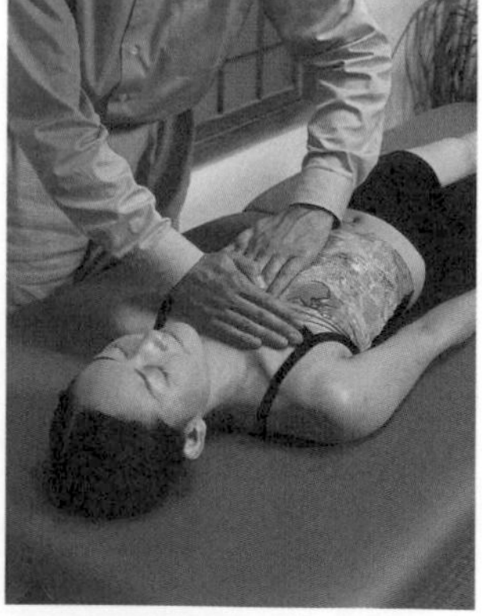
Bronchi 支氣管

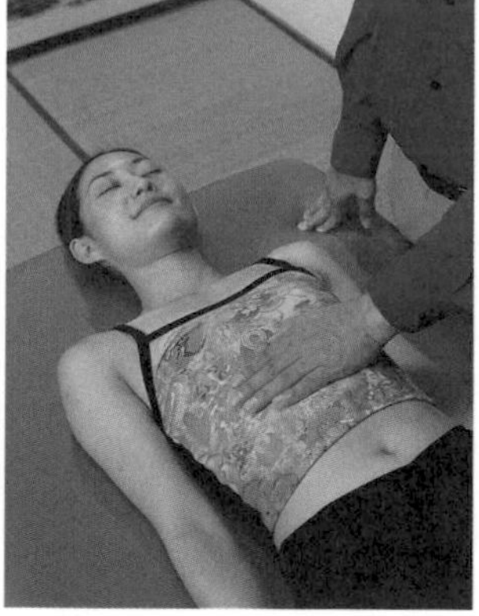
Cardia (solar plexus)
賁門（太陽神經叢）

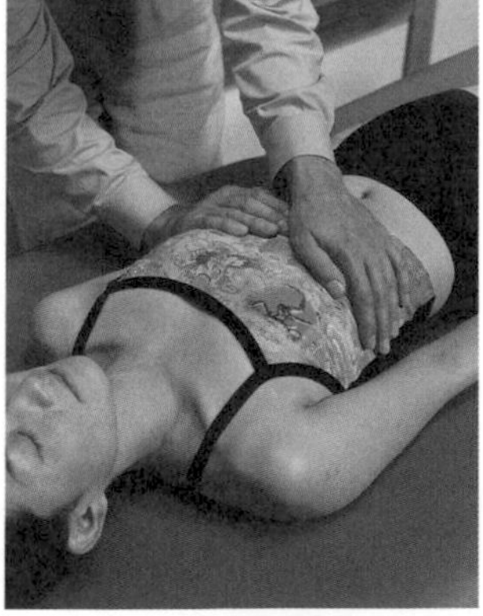
Chest area 胸部區域

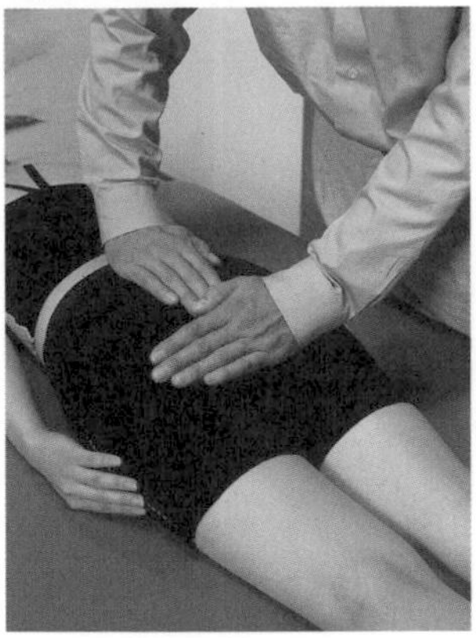

Coccyges (tailbone) 尾骨

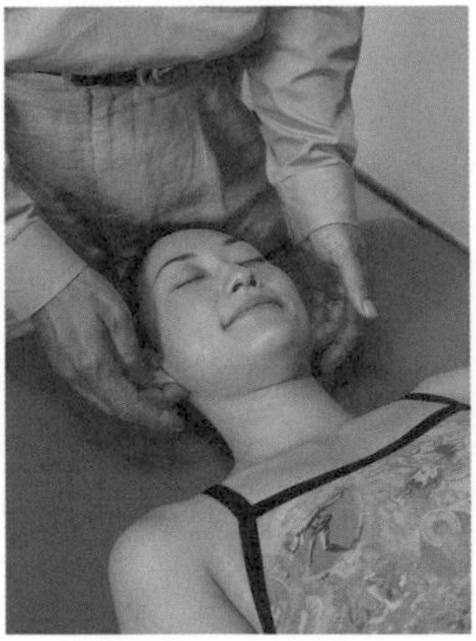

Ears, depression behind
耳後的凹陷處

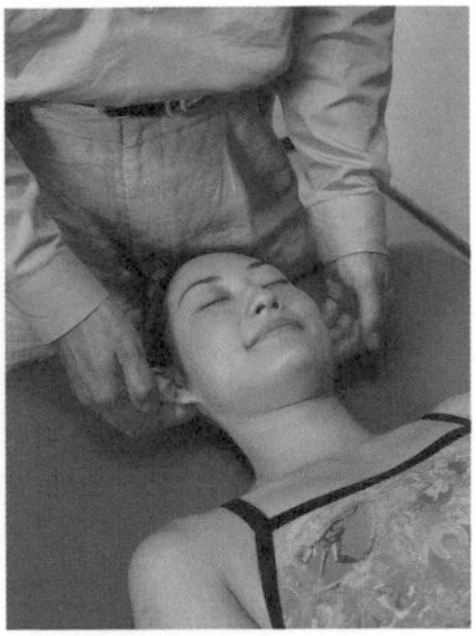

Ears, high bone behind
耳後的凸起處

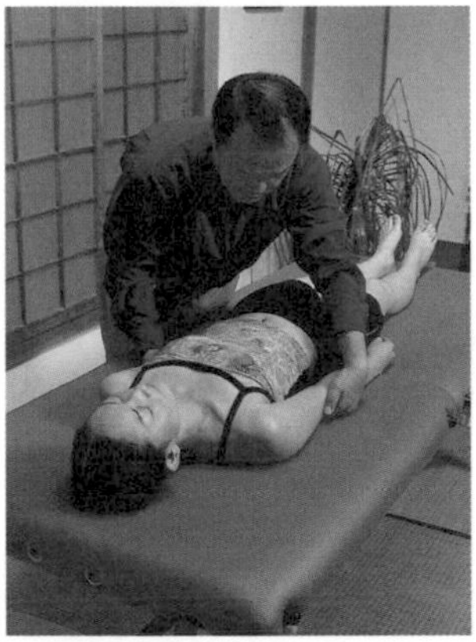

Elbows 手肘

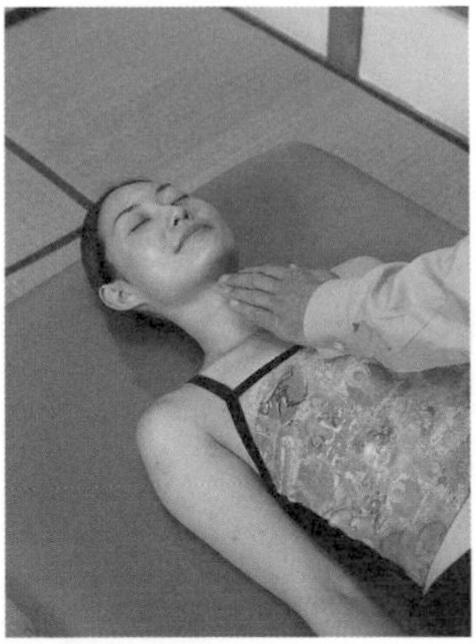

Esophagus 食道

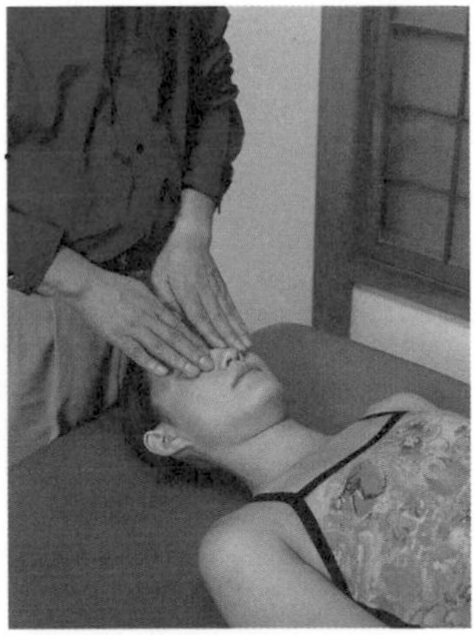

Eye balls 眼球

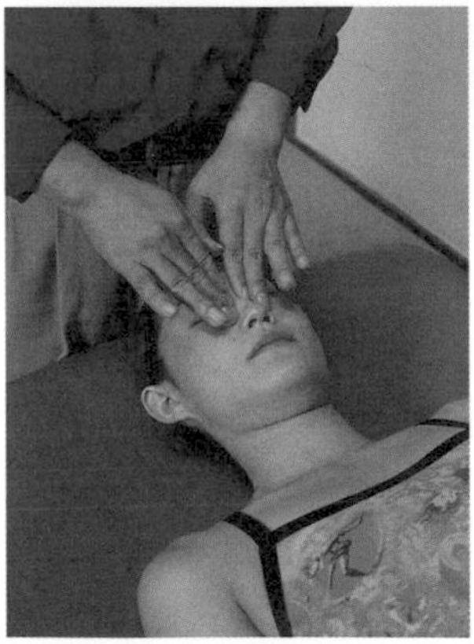

Eyes, corners of (inside)
眼睛，內眼角

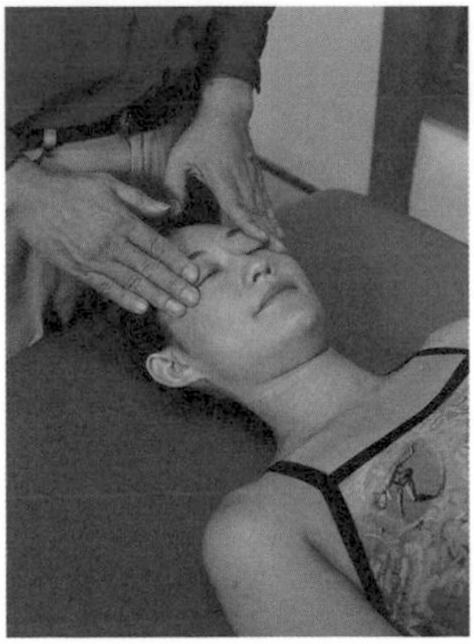

Eyes, corners of (outside)
眼睛，外眼角

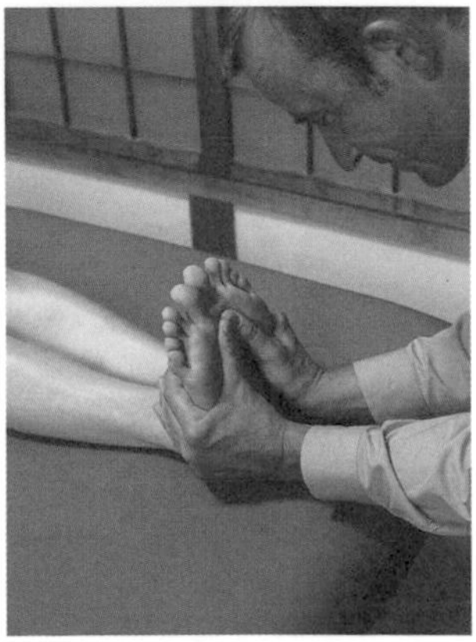

Feet ⑥ 足部

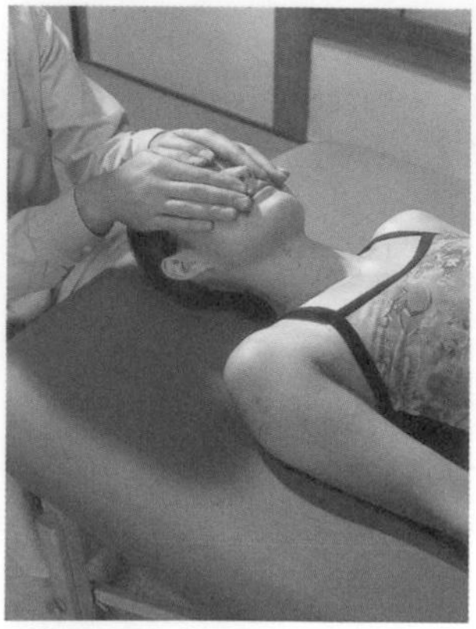

Forehead ① 前額

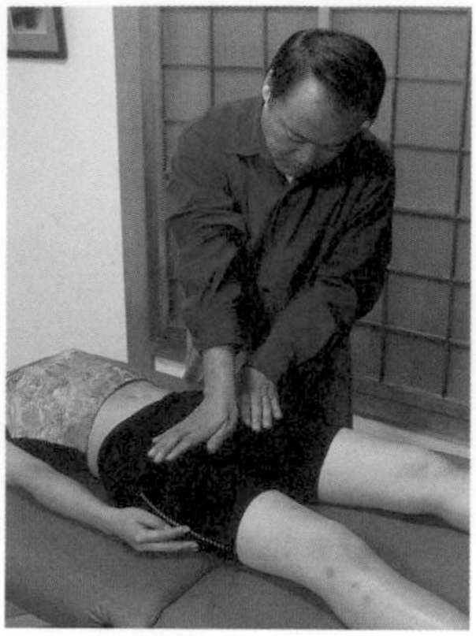

Groin 鼠蹊部

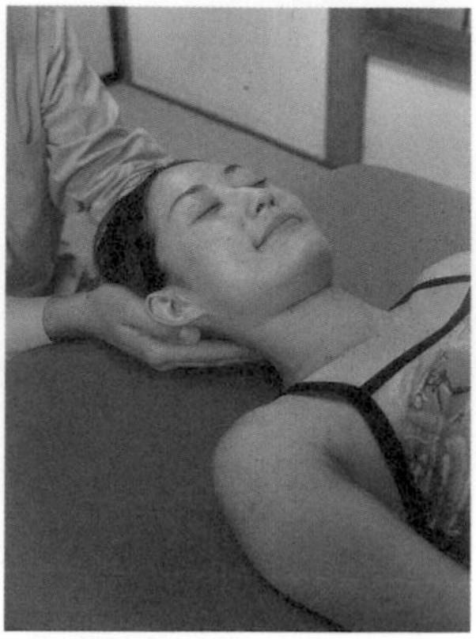

Head, back of the
頭部，後腦杓

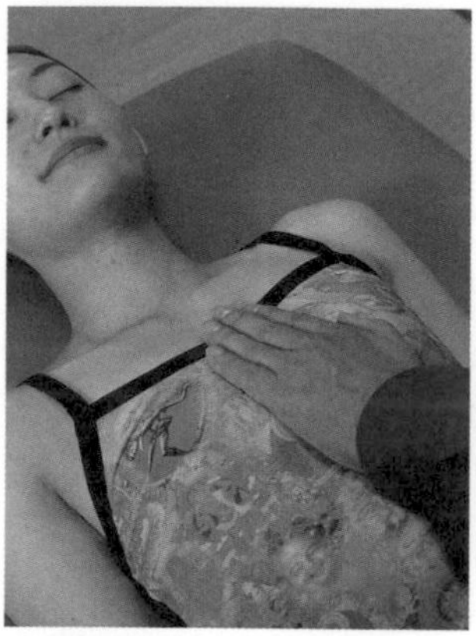

Heart 心臟

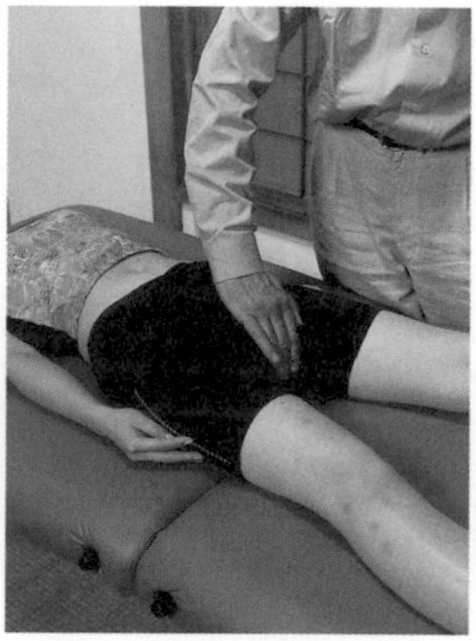

Hui-Yin-Point 會陰

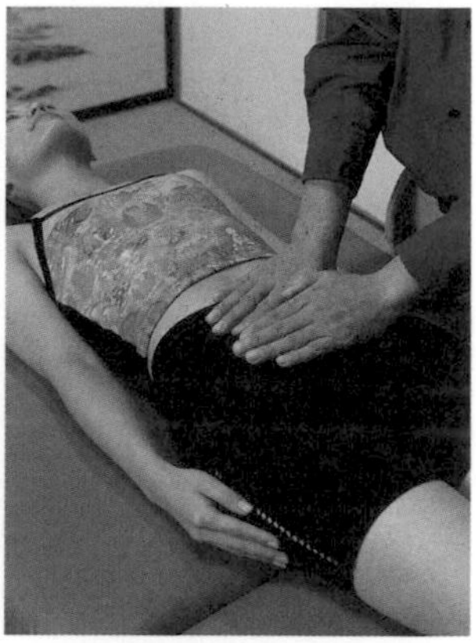

Intestines 腸道

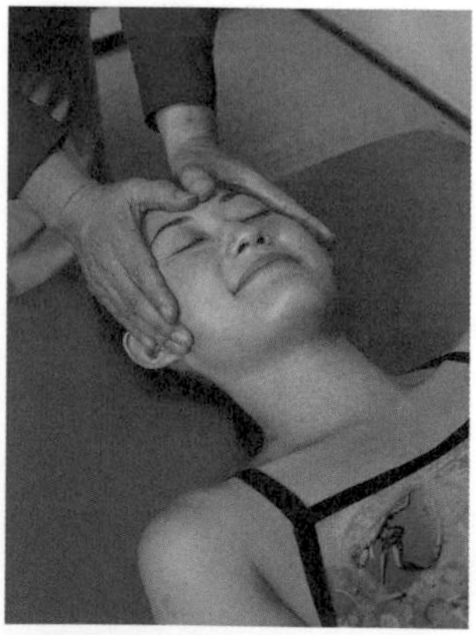

Jaw and Third Eye
下頜和第三眼

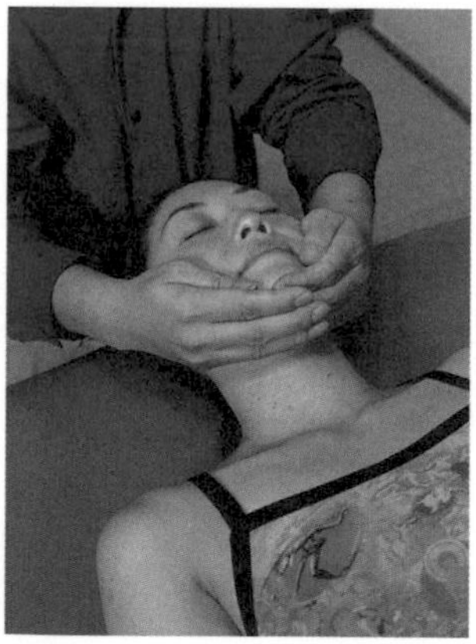

Jaw bone 顎骨

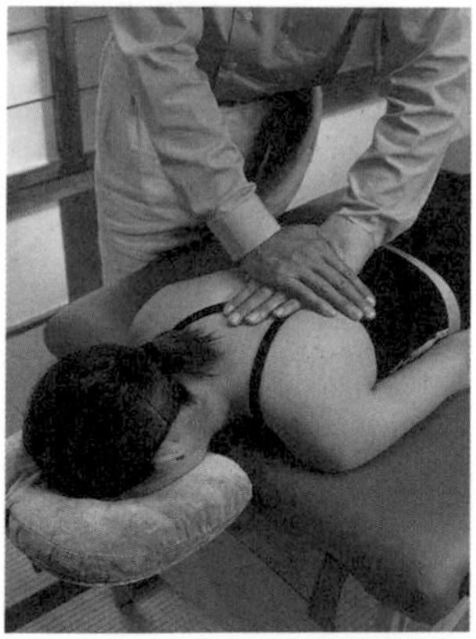

Katsu 勝

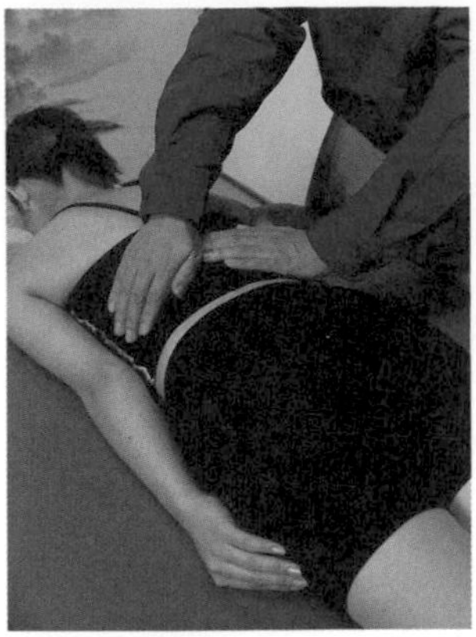
Kidneys 腎臟

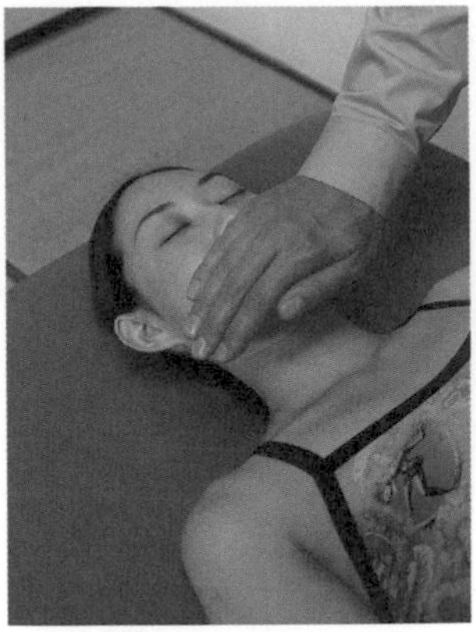
Lips ⑤ 嘴唇

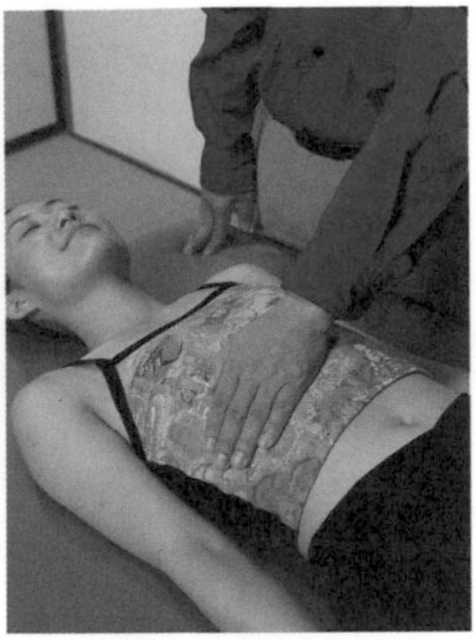
Liver 肝臟

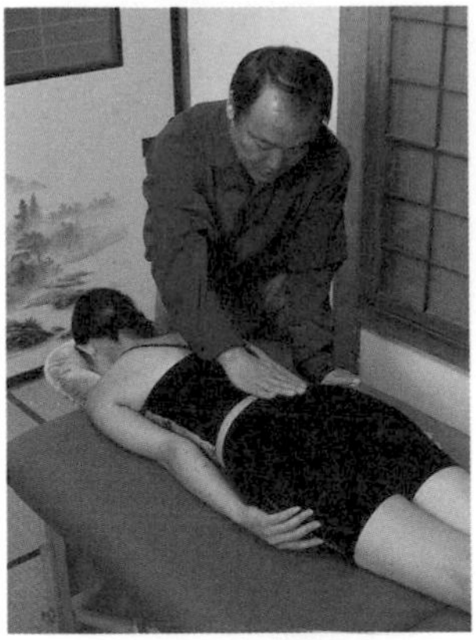
Lumbar vertebrae 腰椎

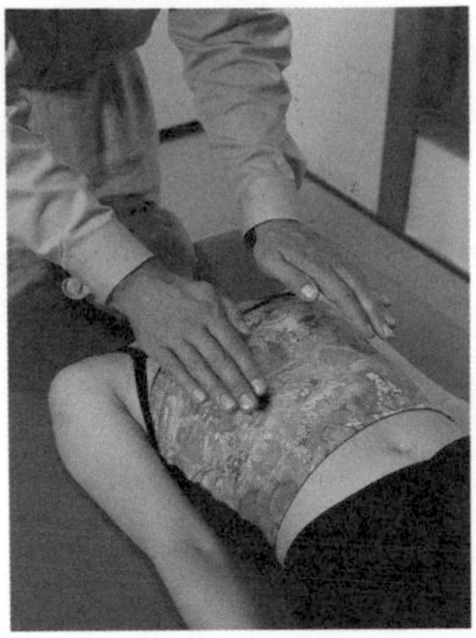
Lungs 肺部

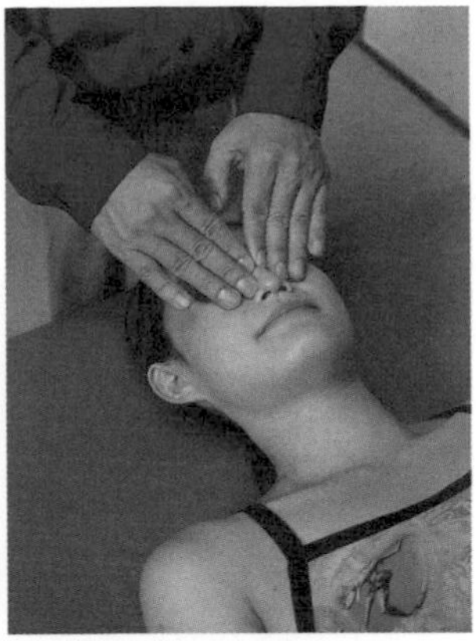
Nasal bones 鼻道

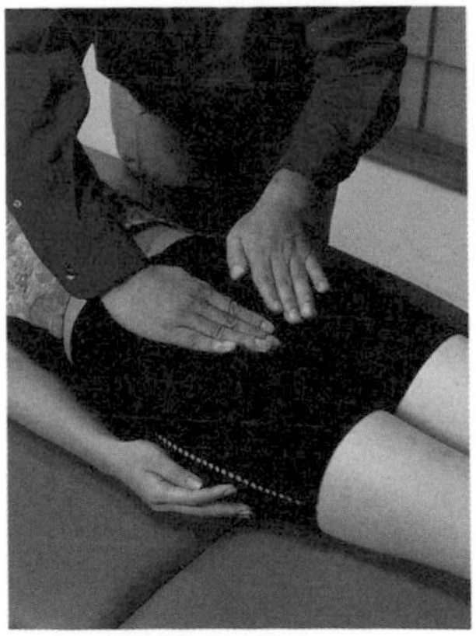
Ovaries 卵巢

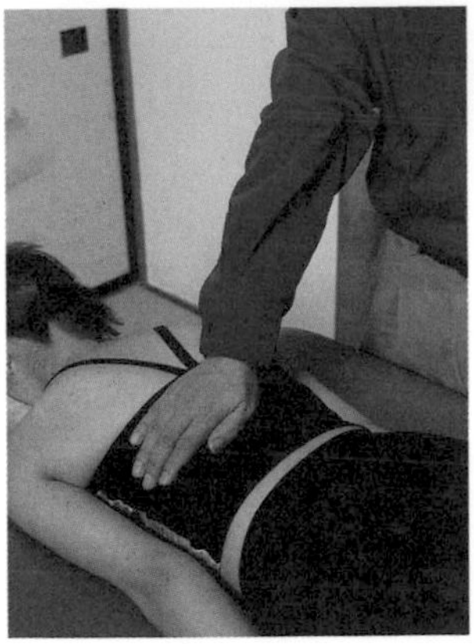
Panceras 胰臟

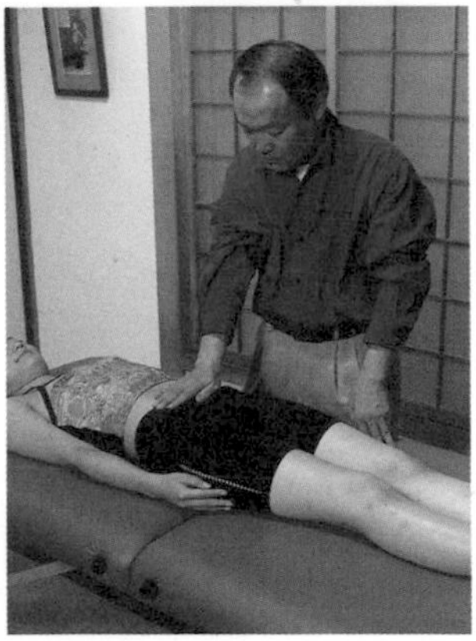
Peritoneum 腹膜

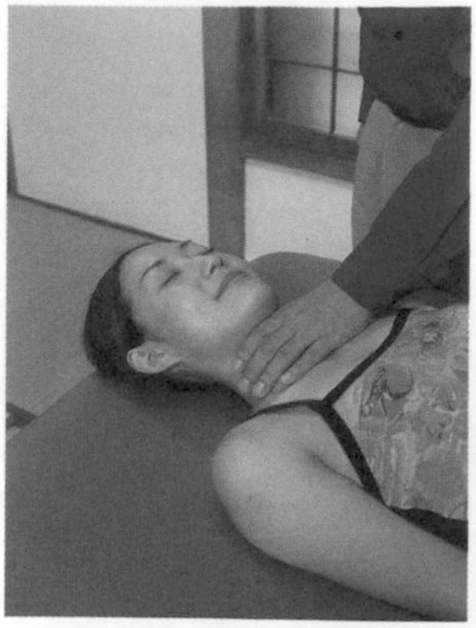

Pharynx 咽頭

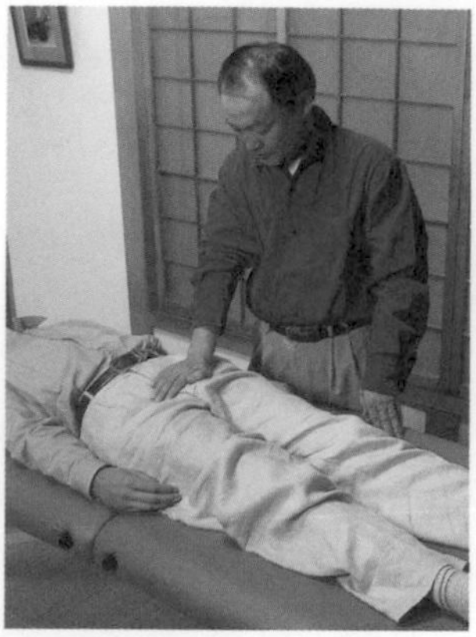

Prostate 前列腺

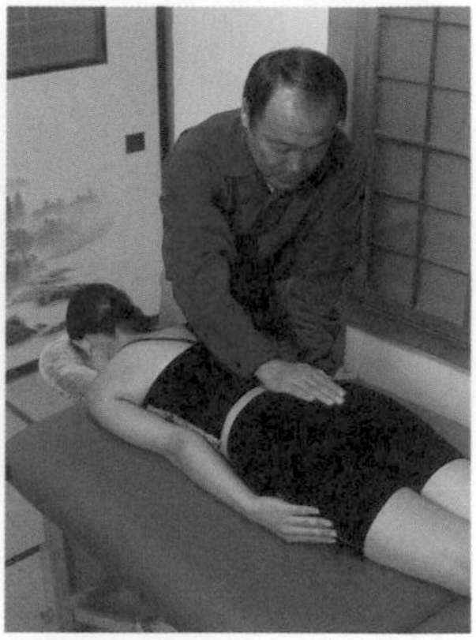

Sacrum 薦椎

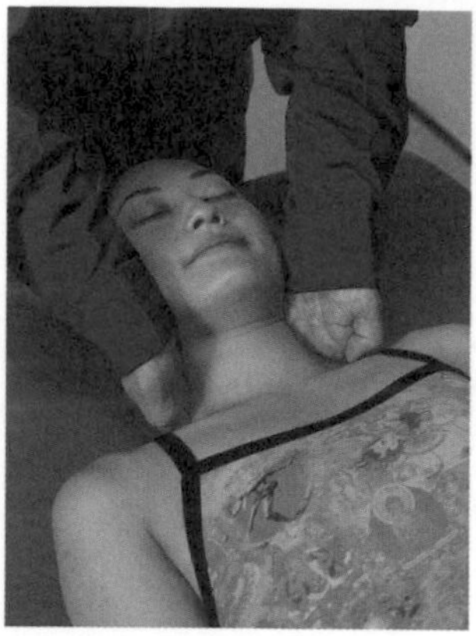

Shoulders ④ 雙肩

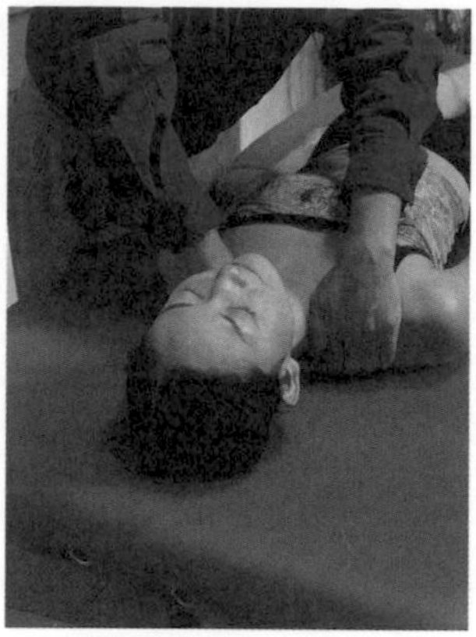

Shoulders 雙肩

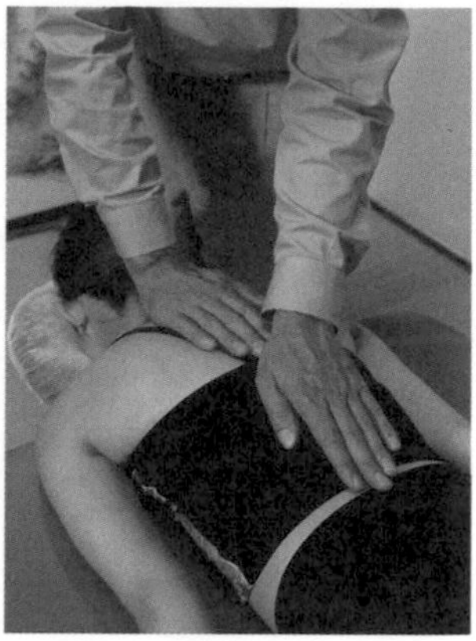

Spinal cord 脊髓

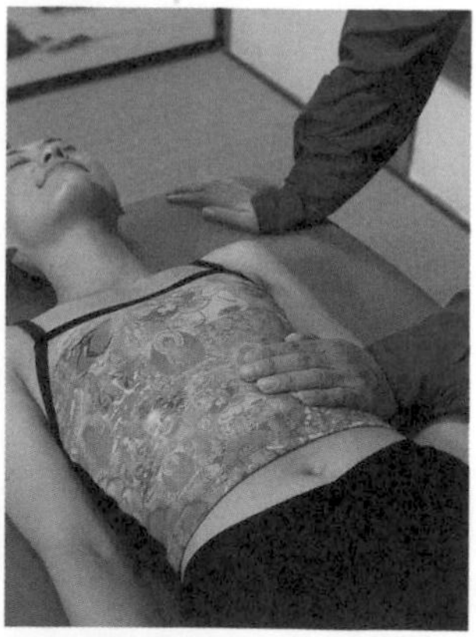

Spleen ② 脾臟

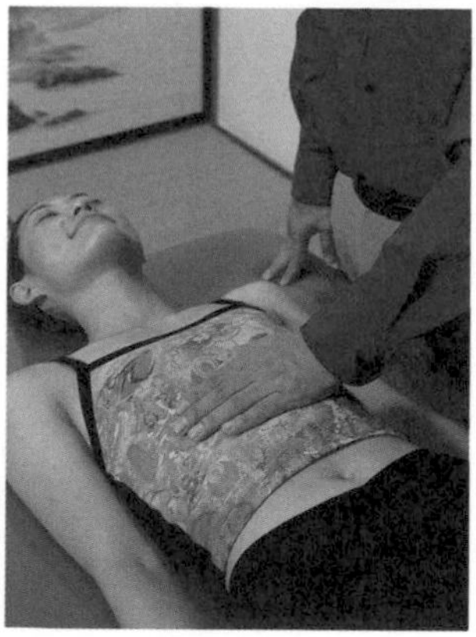

Stomach 胃部

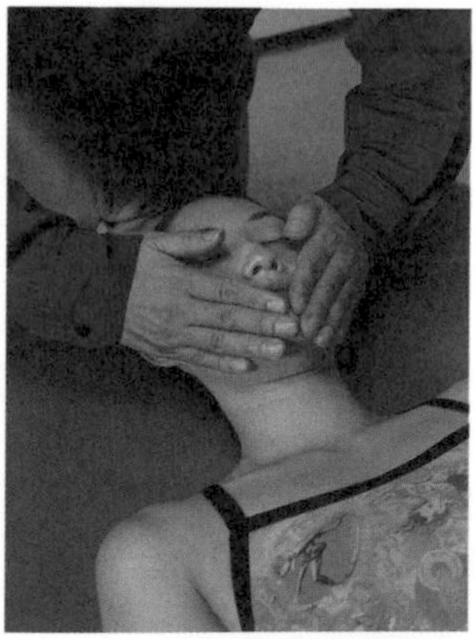

Teeth, root of(From outside)
牙根（從外部）

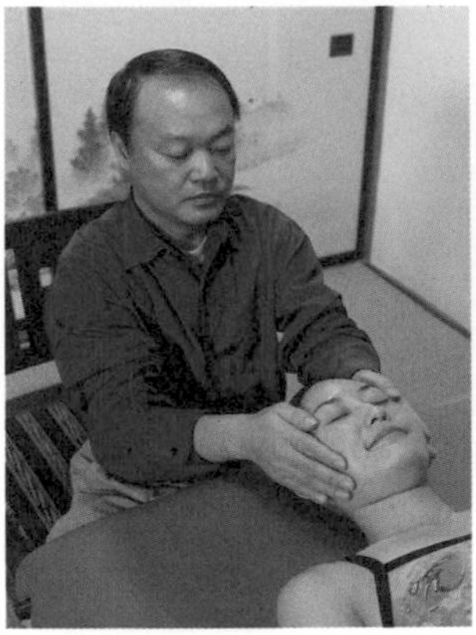
Temples 太陽穴

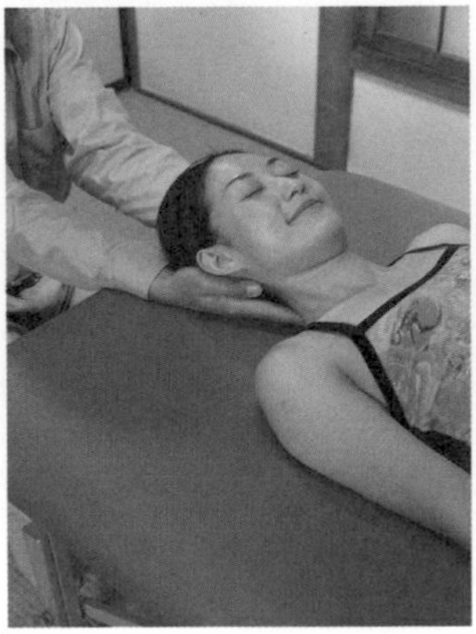
Tendons of the neck 頸部肌腱

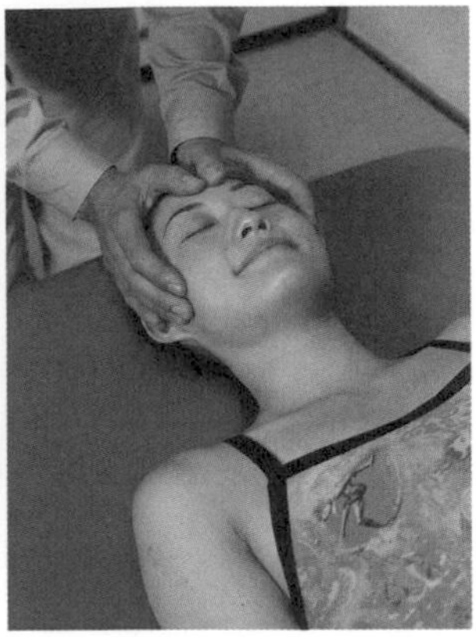
Third Eye 第三眼

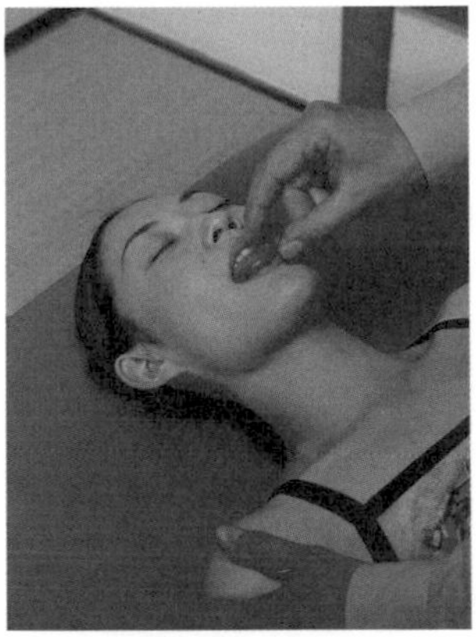
Tongue, press or pinch
舌頭，按壓或捏住

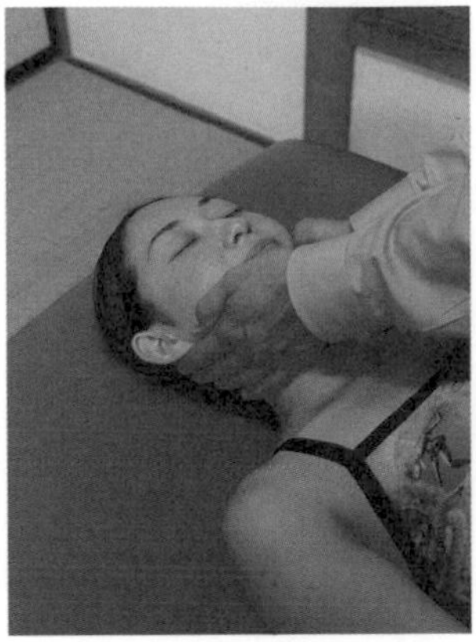
Tongue, root of 舌根

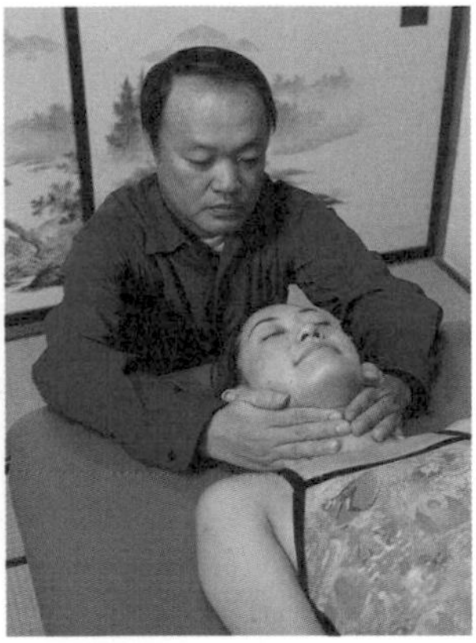
Tonsil area 扁桃腺區域

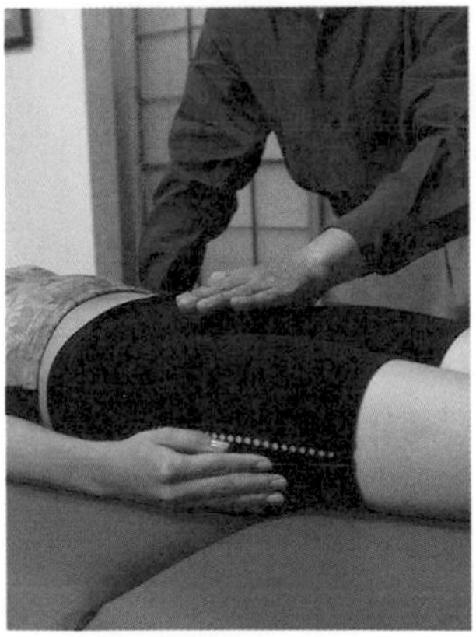
Womb ① 子宮

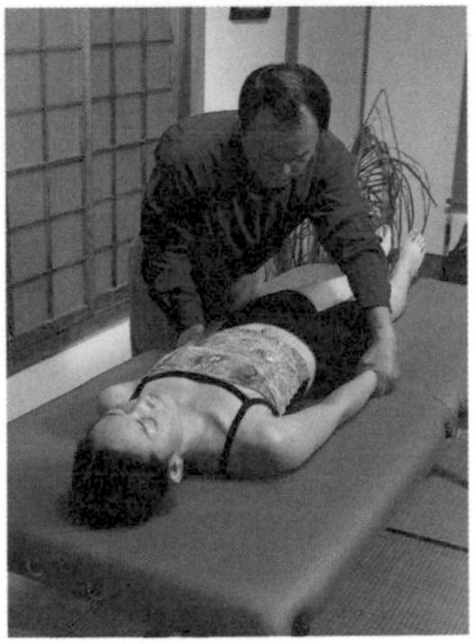
Wrists 手腕

① 如果你治療了子宮，也要治療額頭。
② 另一隻手不需要放在頭上。
③ 治療因墜落、電擊等引起的意識喪失。
④ 如果你治療牙齒，也要治療肩膀。
⑤ 當口部閉合時，將手掌停留在嘴唇上方。
⑥ 往上按住雙腳足弓。

橡樹林文化❖❖衆生系列❖❖書目

JP0001	大寶法王傳奇	何謹◎著	200元
JP0002X	當和尚遇到鑽石（增訂版）	麥可．羅區格西◎著	360元
JP0003X	尋找上師	陳念萱◎著	200元
JP0004	祈福DIY	蔡春娉◎著	250元
JP0006	遇見巴伽活佛	溫普林◎著	280元
JP0009	當吉他手遇見禪	菲利浦．利夫．須藤◎著	220元
JP0010	當牛仔褲遇見佛陀	蘇密．隆敦◎著	250元
JP0011	心念的賽局	約瑟夫．帕蘭特◎著	250元
JP0012	佛陀的女兒	艾美．史密特◎著	220元
JP0013	師父笑呵呵	麻生佳花◎著	220元
JP0014	菜鳥沙彌變高僧	盛宗永興◎著	220元
JP0015	不要綁架自己	雪倫．薩爾茲堡◎著	240元
JP0016	佛法帶著走	佛朗茲．梅蓋弗◎著	220元
JP0018C	西藏心瑜伽	麥可．羅區格西◎著	250元
JP0019	五智喇嘛彌伴傳奇	亞歷珊卓．大衛一尼爾◎著	280元
JP0020	禪　兩刃相交	林谷芳◎著	260元
JP0021	正念瑜伽	法蘭克．裘德．巴奇歐◎著	399元
JP0022	原諒的禪修	傑克．康菲爾德◎著	250元
JP0023	佛經語言初探	竺家寧◎著	280元
JP0024	達賴喇嘛禪思365	達賴喇嘛◎著	330元
JP0025	佛教一本通	蓋瑞．賈許◎著	499元
JP0026	星際大戰．佛部曲	馬修．波特林◎著	250元
JP0027	全然接受這樣的我	塔拉．布萊克◎著	330元
JP0028	寫給媽媽的佛法書	莎拉．娜塔莉◎著	300元
JP0029	史上最大佛教護法一阿育王傳	德千汪莫◎著	230元
JP0030	我想知道什麼是佛法	圖丹．卻淮◎著	280元
JP0031	優雅的離去	蘇希拉．布萊克曼◎著	240元
JP0032	另一種關係	滿亞法師◎著	250元
JP0033	當禪師變成企業主	馬可．雷瑟◎著	320元
JP0034	智慧81	偉恩．戴爾博士◎著	380元
JP0035	覺悟之眼看起落人生	金菩提禪師◎著	260元
JP0036	貓咪塔羅算自己	陳念萱◎著	520元
JP0037	聲音的治療力量	詹姆斯．唐傑婁◎著	280元
JP0038	手術刀與靈魂	艾倫．翰彌頓◎著	320元
JP0039	作為上師的妻子	黛安娜．J．木克坡◎著	450元
JP0040	狐狸與白兔道晚安之處	庫特．約斯特勒◎著	280元
JP0041	從心靈到細胞的療癒	喬思．慧麗．赫克◎著	260元
JP0042	27%的獲利奇蹟	蓋瑞．賀許伯格◎著	320元
JP0043	你用對專注力了嗎？	萊斯．斐米博士◎著	280元
JP0044	我心是金佛	大行大禪師◎著	280元
JP0045	當和尚遇到鑽石2	麥可．羅區格西◎等著	280元
JP0046	雪域求法記	邢肅芝（洛桑珍珠）◎口述	420元
JP0047	你的心是否也住著一隻黑狗？	馬修．約翰史東◎著	260元
JP0048	西藏禪修書	克莉絲蒂．麥娜麗喇嘛◎著	300元

JP0049	西藏心瑜伽2	克莉絲蒂・麥娜麗喇嘛◎等著	300元
JP0050	創作，是心靈療癒的旅程	茱莉亞・卡麥隆◎著	350元
JP0051	擁抱黑狗	馬修・約翰史東◎著	280元
JP0052	還在找藉口嗎？	偉恩・戴爾博士◎著	320元
JP0053	愛情的吸引力法則	艾莉兒・福特◎著	280元
JP0054	幸福的雪域宅男	原人◎著	350元
JP0055	貓馬麻	阿義◎著	350元
JP0056	看不見的人	中沢新一◎著	300元
JP0057	內觀瑜伽	莎拉・鮑爾斯◎著	380元
JP0058	29個禮物	卡蜜・沃克◎著	300元
JP0059	花仙療癒占卜卡	張元貞◎著	799元
JP0060	與靈共存	詹姆斯・范普拉◎著	300元
JP0061	我的巧克力人生	吳佩容◎著	300元
JP0062	這樣玩，讓孩子更專注、更靈性	蘇珊・凱瑟・葛凌蘭◎著	350元
JP0063	達賴喇嘛送給父母的幸福教養書	安娜・芭蓓蔻爾・史蒂文・李斯◎著	280元
JP0064	我還沒準備說再見	布蕾克・諾爾&帕蜜拉・D・布萊爾◎著	380元
JP0065	記憶人人hold得住	喬許・佛爾◎著	360元
JP0066	菩曼仁波切	林建成◎著	320元
JP0067	下面那裡怎麼了？	莉莎・瑞金◎著	400元
JP0068	極密聖境・仰桑貝瑪貴	邱常梵◎著	450元
JP0069	停心	釋心道◎著	380元
JP0070	聞盡	釋心道◎著	380元
JP0071	如果你對現況感到倦怠……	威廉・懷克羅◎著	300元
JP0072	希望之翼： 倖存的奇蹟，以及雨林與我的故事	茱莉安・柯普科◎著	380元
JP0073	我的人生療癒旅程	鄧嚴◎著	260元
JP0074	因果，怎麼一回事？	釋見介◎著	240元
JP0075	皮克斯動畫師之紙上動畫《羅摩衍那》	桑傑・帕特爾◎著	720元
JP0076	寫，就對了！	茱莉亞・卡麥隆◎著	380元
JP0077	願力的財富	釋心道◎著	380元
JP0078	當佛陀走進酒吧	羅卓・林茲勒◎著	350元
JP0079	人聲，奇蹟的治癒力	伊凡・德・布奧恩◎著	380元
JP0080	當和尚遇到鑽石3	麥可・羅區格西◎著	400元
JP0081	AKASH阿喀許靜心100	AKASH阿喀許◎著	400元
JP0082	世上是不是有神仙：生命與疾病的真相	樊馨蔓◎著	300元
JP0083	生命不僅僅如此一辟穀記（上）	樊馨蔓◎著	320元
JP0084	生命可以如此一辟穀記（下）	樊馨蔓◎著	420元
JP0085	讓情緒自由	茱迪斯・歐洛芙◎著	420元
JP0086	別癌無恙	李九如◎著	360元
JP0087	甚麼樣的業力輪迴，造就現在的你	芭芭拉・馬丁&狄米崔・莫瑞提斯◎著	420元
JP0088	我也有聰明數學腦：15堂課激發被隱藏的競爭力	盧采嫻◎著	280元
JP0089	與動物朋友心傳心	羅西娜・瑪利亞・阿爾克蒂◎著	320元
JP0090	法國清新舒壓著色畫50：繽紛花園	伊莎貝爾・熱志－梅納&紀絲蘭・史朵哈&克萊兒・摩荷爾－法帝歐◎著	350元
JP0091	法國清新舒壓著色畫50：療癒曼陀羅	伊莎貝爾・熱志－梅納&紀絲蘭・史朵哈&克萊兒・摩荷爾－法帝歐◎著	350元
JP0092	風是我的母親	熊心、茉莉・拉肯◎著	350元
JP0093	法國清新舒壓著色畫50：幸福懷舊	伊莎貝爾・熱志－梅納&紀絲蘭・史朵哈&克萊兒・摩荷爾－法帝歐◎著	350元

JP0095	【當和尚遇到鑽石4】愛的業力法則：西藏的古老智慧，讓愛情心想事成	麥可．羅區格西◎著	450元
JP0097	法國清新舒壓著色畫50：璀璨伊斯蘭	伊莎貝爾．熱志－梅納&紀絲蘭．史朵哈&克萊兒．摩荷爾－法帝歐◎著	350元
JP0098	最美好的都在此刻：53個創意、幽默、找回微笑生活的正念練習	珍．邱禪．貝斯醫生◎著	350元
JP0099	愛，從呼吸開始吧！回到當下、讓心輕安的禪修之道	釋果峻◎著	300元
JP0100X	能量曼陀羅：彩繪內在寧靜小宇宙	保羅．霍伊斯坦、狄蒂．羅恩◎著	380元
JP0101	爸媽何必太正經！幽默溝通，讓孩子正向、積極、有力量	南琦◎著	300元
JP0102	舍利子，是什麼？	洪宏◎著	320元
JP0103	我隨上師轉山：蓮師聖地溯源朝聖	邱常梵◎著	460元
JP0104	光之手：人體能量場療癒全書	芭芭拉．安．布藍能◎著	899元
JP0105	在悲傷中還有光：失去珍愛的人事物，找回重新聯結的希望	尾角光美◎著	300元
JP0106	法國清新舒壓著色畫45：海底嘉年華	小姐們◎著	360元
JP0108	用「自主學習」來翻轉教育！沒有課表、沒有分數的瑟谷學校	丹尼爾．格林伯格◎著	300元
JP0109X	Soppy愛賴在一起	菲莉帕．賴斯◎著	350元
JP0111X	TTouch®神奇的毛小孩身心療癒術—狗狗篇	琳達．泰林頓瓊斯博士◎著	320元
JP0112	戀瑜伽．愛素食：覺醒，從愛與不傷害開始	莎朗．嘉儂◎著	320元
JP0114	給禪修者與久坐者的痠痛舒緩瑜伽	琴恩．厄爾邦◎著	380元
JP0117	綻放如花——巴哈花精靈性成長的教導	史岱方．波爾◎著	380元
JP0119	直面生死的告白——一位曹洞宗禪師的出家緣由與說法	南直哉◎著	350元
JP0120	OPEN MIND！房樹人繪畫心理學	一沙◎著	300元
JP0123	當和尚遇到鑽石5：修行者的祕密花園	麥可．羅區格西◎著	320元
JP0124	貓熊好療癒：這些年我們一起追的圓仔~~頭號「圓粉」私密日記大公開！	周咪咪◎著	340元
JP0125	用血清素與眼淚消解壓力	有田秀穗◎著	300元
JP0126	當勵志不再有效	金木水◎著	320元
JP0127	特殊兒童瑜伽	索妮亞．蘇瑪◎著	380元
JP0129	修道士與商人的傳奇故事：經商中的每件事都是神聖之事	特里．費爾伯◎著	320元

Die Reiki-Techniken des Dr. Hayashi © 2003
by Frank Arjava Petter, Tadao Yamaguchi and Chujiro Hayashi

衆生系列 JP0130X

靈氣實用手位法——西式靈氣系統創始者林忠次郎的療癒技術

The Hayashi Reiki Manual：Traditional Japanese Healing Techniques from the Founder of the Western Reiki System

作　　者／法蘭克・阿加伐・彼得（Frank Arjava Petter）
山口忠夫（Tadao Yamaguchi）・林忠次郎（Chujiro Hayashi）
譯　　者／呂忻潔
責任編輯／劉昱伶
業　　務／顏宏紋

總 編 輯／張嘉芳
出　　版／橡樹林文化
城邦文化事業股份有限公司
104台北市民生東路二段141號5樓
電話：(02)2500-7696 ext2736　傳真：(02)2500-1951
發　　行／英屬蓋曼群島商家庭傳媒股份有限公司城邦分公司
104台北市中山區民生東路二段141號5樓
客服服務專線：(02)25007718；25001991
24小時傳眞專線：(02)25001990；25001991
服務時間：週一至週五上午09:30～12:00；下午13:30～17:00
劃撥帳號：19863813　戶名：書虫股份有限公司
讀者服務信箱：service@readingclub.com.tw
香港發行所／城邦（香港）出版集團有限公司
香港灣仔駱克道193號東超商業中心1樓
電話：(852)25086231　傳眞：(852)25789337
Email：hkcite@biznetvigator.com
馬新發行所／城邦（馬新）出版集團【Cité (M) Sdn.Bhd. (458372 U)】
41, Jalan Radin Anum, Bandar Baru Sri Petaling,
57000 Kuala Lumpur, Malaysia.
電話：(603) 90563833　傳眞：(603) 90576622
Email：services@cite.my

封面設計／兩棵酸梅
內文排版／歐陽碧智
印　　刷／中原造像股份有限公司

初版一刷／2017年9月
二版一刷／2023年4月
ISBN／978-626-7219-26-3
定價／450元

城邦讀書花園
www.cite.com.tw

國家圖書館出版品預行編目（CIP）資料

靈氣實用手位法：西式靈氣系統創始者林忠次郎的療癒技術／法蘭克・阿加伐・彼得（Frank Arjava Petter），山口忠夫，林忠次郎著；呂忻潔譯. -- 二版. -- 臺北市：橡樹林文化，城邦文化事業股份有限公司出版：英屬蓋曼群島商家庭傳媒股份有限公司城邦分公司發行，2023.04
面；　公分. --（衆生；JP0130X）
譯自：The Hayashi Reiki manaul : traditional Japanese healing techniques from the founder of the western Reiki system
ISBN 978-626-7219-26-3（精裝）

1.CST：心靈療法　2.CST：靈修

418.98　　112003082

廣　告　回　函
北區郵政管理局登記證
北 台 字 第 10158 號

郵資已付　免貼郵票

104 台北市中山區民生東路二段 141 號 5 樓

城邦文化事業股份有限公司
橡樹林出版事業部　收

請沿虛線剪下對折裝訂寄回，謝謝！

橡樹林

書名：靈氣實用手位法　書號：JP0130X

橡樹林文化
讀者回函卡

感謝您對橡樹林出版社之支持，請將您的建議提供給我們參考與改進；請別忘了給我們一些鼓勵，我們會更加努力，出版好書與您結緣。

姓名：＿＿＿＿＿＿＿＿＿＿ □女 □男 生日：西元＿＿＿＿＿年

Email：＿＿＿＿＿＿＿＿＿＿＿＿＿＿＿＿＿＿＿＿

●您從何處知道此書？

□書店 □書訊 □書評 □報紙 □廣播 □網路 □廣告 DM □親友介紹

□橡樹林電子報 □其他＿＿＿＿＿＿

●您以何種方式購買本書？

□誠品書店 □誠品網路書店 □金石堂書店 □金石堂網路書店

□博客來網路書店 □其他＿＿＿＿＿＿

●您希望我們未來出版哪一種主題的書？（可複選）

□佛法生活應用 □教理 □實修法門介紹 □大師開示 □大師傳記

□佛教圖解百科 □其他＿＿＿＿＿＿

●您對本書的建議：

＿＿＿＿＿＿＿＿＿＿＿＿＿＿＿＿＿＿＿＿

＿＿＿＿＿＿＿＿＿＿＿＿＿＿＿＿＿＿＿＿

＿＿＿＿＿＿＿＿＿＿＿＿＿＿＿＿＿＿＿＿

＿＿＿＿＿＿＿＿＿＿＿＿＿＿＿＿＿＿＿＿

＿＿＿＿＿＿＿＿＿＿＿＿＿＿＿＿＿＿＿＿

非常感謝您提供基本資料，基於行銷及客戶管理或其他合於營業登記項目或章程所定業務需要之目的，家庭傳媒集團（即英屬蓋曼群商家庭傳媒股份有限公司城邦分公司、城邦文化事業股分有限公司、書虫股分有限公司、墨刻出版股分有限公司、城邦原創股分有限公司）於本集團之營運期間及地區內，將不定期以 MAIL 訊息發送方式，利用您的個人資料於提供讀者產品相關之消費與活動訊息，如您有依照個資法第三條或其他需服務之業務，得致電本公司客服。

我已經完全瞭解左述內容，並同意本人資料依上述範圍內使用。

＿＿＿＿＿＿＿＿＿＿＿＿（簽名）

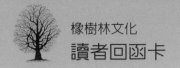